SISSE FIND

WÄHLE DIE FREUDE

SISSE FIND

mit Mette Bender

WÄHLE DIE FREUDE

DAS SECHS-WOCHEN-PROGRAMM
GEGEN GRÜBELN, ANGST UND STRESS

Mit Audio-Übungen

BELTZ

FSC www.fsc.org MIX Papier aus verantwortungsvollen Quellen FSC® C089473

Klimaneutral Papier ClimatePartner.com/13732-1910-1001

Dieses Buch ist erhältlich als:
ISBN 978-3-407-86748-3 Print
ISBN 978-3-407-86749-0 E-Book (EPUB)

1. Auflage 2023

Lektorat: Judith Roth und Dorothea Bühler
Einbandgestaltung: www.mirjawinkelmann.com (Gestaltung), www.stephanengelke.de (Beratung)
Bildnachweis: © DasRotesRabbit, info@dasrotesrabbit.dk

Herstellung: Sarah Veith
Satz: Publikations Atelier, Dreieich
Druck und Bindung: Beltz Grafische Betriebe, Bad Langensalza
Beltz Grafische Betriebe ist ein klimaneutrales Unternehmen (ID 15985-2104-100).
Printed in Germany

Weitere Informationen zu unseren Autor:innen und Titeln finden Sie unter: www.beltz.de

INHALT

Vorbemerkung

Dieses Buch ist ein Ratgeber und kann eine Therapie nicht ersetzen. Wenn du dir nicht sicher bist, ob du an einer Angststörung leidest, musst du einen Arzt oder eine Ärztin aufsuchen. Außerdem weicht das Buch von den Behandlungsmethoden der Metakognitiven Therapie (MCT) ab und verwendet meditative Techniken.

ANGST IST DIE FOLGE VON UNGEEIGNETEN GEDANKENMUSTERN

Ein Vorwort

Heute beginnt dein Leben ohne Angst. Nur die Angst, die ein natürlicher und notwendiger Teil unseres menschlichen Daseins ist, wird dir erhalten bleiben.

Die Methoden, die du in diesem Buch erlernen kannst, sollen dich von der Angst befreien, die dein Leben unnötig belastet. Dazu gehören alle Formen von anhaltender Angst sowie die lähmende Angst, unter der viele leiden, die eine generalisierte Angststörung haben.

Bevor du loslegst, will ich dir schon jetzt sagen, dass ich nicht vorhabe, dein inneres Kind in den Arm zu nehmen und es zu trösten. Zum einen würde dir das nicht weiterhelfen und zum anderen musst du niemandem leidtun. Du selbst hast die Fähigkeit und die Macht, deine Angst zu minimieren. Das Einzige, was du jetzt brauchst, sind Erkenntnisse und Methoden. Und die bekommst du von mir.

Ich will dir mit diesem Buch aufzeigen, wie du mit deiner Angst umgehst. Dieser Umgang ist, sehr vereinfacht formuliert, lediglich die Konsequenz von *ungeeigneten* Angewohnheiten. Und für alle gelernten Angewohnheiten gilt, dass man sie wieder verlernen kann.

Das erfordert natürlich einen großen Einsatz, aber der ist es wert. Die Methoden, die ich dir im Folgenden vorstelle, funktionieren nur, wenn du sie regelmäßig und konsequent übst und anwendest.

Uns soll es gut gehen, in uns und mit uns selbst. Auch wenn das Leben uns herausfordert und uns mit Problemen konfrontiert.

Herzlich
Sisse Find

MACH RUHIG EINE PSYCHOTHERAPIE

Die hilft aber nicht, wenn du eine Angststörung hast

Diese Überschrift ist ein wenig provokativ, das gebe ich zu. Aber es stimmt. Wenn dich die Angst quält, brauchst du keine Psychotherapeutin und keinen Psychotherapeuten, um über die Auslöser deiner Angst zu sprechen. Dir hilft auch nicht, wenn sie versuchen, dich davon zu überzeugen, dass deine Ängste unrealistisch sind (obwohl das ziemlich sicher der Fall ist). Denn dies wird im Gegenteil deine Angst nur schüren.

Heute weiß man, dass die Aspekte, die man bisher mit einer Psychotherapie verbindet, bei der Beseitigung einer Angststörung weitestgehend ineffektiv sind. Es hilft zum Beispiel nicht weiter, seine Gedanken in Worte zu fassen oder zu lernen, besser »nachzuspüren«. Dasselbe gilt für »die Reise in die Vergangenheit« und »das Entleeren des Rucksacks«, um traumatische Erlebnisse loszuwerden. Das alles befreit nicht von der Angst.

Mir ist durchaus bewusst, dass diese Worte stutzig machen können. Vor allem, weil sie von einer Psychotherapeutin kommen. Aber wenn du das Buch gelesen hast, werden sie hoffentlich Sinn ergeben. Wenn du unter Angst leidest, musst du lernen, *deine Gedanken in Ruhe zu lassen*. Du musst aufhören, sie ununterbrochen zu bearbeiten, auch und gerade in der Therapie.

Wenn du deine Gedanken in Ruhe lässt, verlieren sie ihre Überzeugungskraft. Deine Angst lässt nach und deine Lebensqualität steigt.

Diese Erkenntnis hatte ich vor acht Jahren, als ich unter massiven Angstsymptomen litt. Aber davon gleich mehr.

WAS IST ANGST?

Ein Gefühl, das zu einer Krankheit werden kann

Angst hat viele Gesichter. Und sie tritt in verschiedenen Stärkegraden auf, von leichter Unruhe und verhaltenem Unbehagen bis zu einer heftigen Panikattacke.

Angst gehört zum Leben. Wir *müssen* Angst bekommen, wenn wir oder unsere Nächsten in Gefahr sind. Denn die Angst lässt uns handlungsfähiger und effektiver sein, um die Konsequenzen der Gefahr so gering wie möglich zu halten.

Wenn aber Besorgnis, Anspannung, Nervosität und innere Unruhe unseren Alltag bestimmen, ist aus der Angst ein psychisches Problem oder sogar eine psychische Krankheit geworden. Es gibt eine große Vielfalt von Angststörungen, hier ist eine Auswahl der häufigsten:

Generalisierte Angststörung

Langanhaltende Ängste und Sorgen, die zu Anspannung, innerer Unruhe und Nervosität führen, aber nicht an bestimmte Orte oder Situationen gebunden sind. Der Alltag wird von übertriebenen Sorgen beherrscht, die von einem Thema zum anderen springen und sich an kleinen Alltagsproblemen oder weltbewegenden Ereignissen aufhängen. Obwohl sich der Gegenstand ändert, hat das keinen Einfluss auf das Ausmaß der Sorgen und grübelnden Gedanken. Sie dominieren den Geist und erzeugen einen konstanten Zustand von Angst und Unruhe.

Soziophobie
Angst vor dem Kontakt mit anderen Menschen

Gesundheitsangst
Angst vor einer ernsthaften Krankheit

Panikstörung
Heftige Angstattacken

Obsessive Compulsive Disorder (OCD)
Zwangsgedanken und -handlungen

Posttraumatische Belastungsstörung (PTBS)
Angst, die durch traumatische Erlebnisse ausgelöst wird

Wir alle kennen das Gefühl von Angst. Die meisten von uns hatten zum Beispiel schon einmal Herzrasen oder waren angespannt und nervös, weil sie unter Leistungsdruck standen oder sich neuen Aufgaben stellen mussten.

Wir sprechen erst von einer Soziophobie oder anderen Angststörungen, wenn die Symptome lähmend sind und uns im Alltag massiv beeinträchtigen. Die metakognitive Methode, auf die mein Programm aufbaut, wirkt auch bei milderen Formen problematischer Stressreaktion, bei Ängstlichkeit, Entspannungsproblemen und Ähnlichem.

Die Symptome aber sind fast immer identisch, ganz gleich um welche Form der Angstzustände es sich handelt. Ich habe dir die häufigsten zusammengestellt.

Katastrophengedanken – Konzentrationsschwierigkeiten – Verspannungen – Unruhe – Reizbarkeit – Jähzorn – Schlafbeschwerden – Herzrasen – hoher Puls – trockener Mund – zitternde Hände – Atemnot – Unwirklichkeitsgefühl –

Erstickungsgefühle – Schluckbeschwerden – Druck auf der Brust – Übelkeit – nervöser Magen – Schwindelgefühl

WARUM ENTWICKELN EINIGE EINE ANGSTSTÖRUNG?

Bis vor Kurzem hat man die verschiedenen Angststörungen als getrennte Krankheiten betrachtet, die bei erblich Vorbelasteten vorkamen oder durch Umwelteinflüsse verursacht wurden.

In den psychodynamischen Therapieverfahren versteht man eine Angststörung als Ausdruck unbewusster Konflikte, die ihre Wurzeln in der Vergangenheit des Patienten haben. In der kognitiven Verhaltenstherapie gelten Fehlinterpretationen und dysfunktionale Gedanken über sich selbst und seine Umwelt als Ursache einer Angsterkrankung. Wiederum andere Ansätze meinen, dass eine Kombination aus psychischen und biologischen Faktoren der Auslöser ist, wobei die Fehlleitung von Botenstoffen im Gehirn eine entscheidende Rolle spielt.

In Forschung und Praxis herrscht also keineswegs Einigkeit über die Ursache, warum einige Menschen eine Angststörung entwickeln, während andere Angst lediglich als ein temporäres Phänomen erleben, das wieder vorbeigeht.

Dies hat zur Folge, dass es so viele Therapieansätze wie Theorien gibt. In der psychodynamischen Therapie sollen die unbewussten Konflikte aufgedeckt und sichtbar gemacht werden, die kognitive Verhaltenstherapie will die Fehlinterpretationen umkodieren, in der Psychiatrie werden Psychopharmaka verschrieben.

Man muss sich darüber im Klaren sein, dass sich hinter *jedem* Therapieansatz und hinter *jedem* Ratschlag, wie man mit der Angst umgehen soll, eine Theorie steht, was Angst ist. Und wie sie behandelt werden sollte. Auch wenn niemand diese Theorie benennt.

Ich will dir in meinem Buch meine Theorien und Methoden detailliert beschreiben, bevor du die Übungen und Fokusaufgaben des Sechs-Wochen-Programms kennenlernst.

Ich will an dieser Stelle noch einmal betonen, dass es sich bei diesem Buch um einen Selbsthilferatgeber handelt und *nicht* um einen Therapieersatz. Das Buch kann keine psychotherapeutische Behandlung ersetzen. Außerdem weicht es von den Behandlungsmethoden der Metakognitiven Therapie (MCT) ab und verwendet meditative Techniken.

Wenn du die Befürchtung hast, an einer Angststörung zu leiden, solltest du auf jeden Fall eine Ärztin oder einen Arzt aufsuchen.

MCT UND DER SCHURKE, DER FÜR DEINE ANGST VERANTWORTLICH IST

Wenn man die Ursache verstehen will, warum einige von uns eine Angststörung entwickeln, muss man sich mit der *Metakognitiven Therapie* (MCT) beschäftigen. Deren Grundzüge bringe ich dir nahe. Und nun halte dich gut fest, denn jetzt kommt eine sehr provozierende Behauptung:

Es gibt nur eine einzige Erklärung, wie Angst entsteht – vollkommen unabhängig davon, um welche Angststörung es sich handelt, und auch davon, in welchem Ausmaß sie sich zeigt. Diese Behauptung bildet die Essenz der Metakognitiven Therapie, die damit radikal mit der gängigen Auffassung bricht, dass viele verschiedene Faktoren verantwortlich sind.

Dieser Ansatz geht davon aus, dass eine *einzige* Ursache alleinverantwortlich für sämtliche Angstzustände ist. Die metakognitive Methode behauptet sogar, dass es sich nicht um Leiden handelt, die unabhängig voneinander sind, sondern es sich lediglich um Varianten ein und derselben Problematik handelt.

Die Behauptung, dass es nur eine einzige Ursache für alle Angststörungen gibt, mag sehr provokant klingen. Weil sie alle Betroffenen über einen Kamm schert. Außerdem wäre es dann auch sinnlos, dass sie unterschiedliche Behandlungsformen über sich ergehen lassen.

Es würde ebenfalls bedeuten, dass einige Therapien weder effektiv noch zielführend sind. Ja, und genau das ist auch der Fall, wenn wir uns die metakognitive Brille aufsetzen und das Phänomen durch sie betrachten. Wenn es dir bisher nicht gelungen ist, deine Angst trotz vielseitiger Behandlungsangebote in den Griff zu bekommen, könnte das die Erklärung dafür sein.

Aber was ist denn dann diese eine Ursache, die angeblich alle Angststörungen verantwortet? Dieser Schurke hat einen Namen und heißt *Cognitive Attentional Syndrome* (kurz *CAS*, auf Deutsch *Kognitives Aufmerksamkeitssyndrom*). Den werden wir uns noch genauer ansehen.

Die Metakognitive Therapie geht davon aus, dass alle Formen der Angsterkrankungen vom kognitiven Aufmerksamkeitssyndrom, hier im Folgenden nur noch CAS genannt, verursacht werden. Und das gilt sowohl für die massive, lähmende Angst als auch ihre milderen Begleitformen, die unseren Alltag mit einem dauerhaften Schleier aus Unruhe und Zweifel beschweren. Aber dazu später mehr.

Hinter der Angst und dem CAS beherrschen metakognitive Überzeugungen die Szene. Auch von ihnen wirst du noch erfahren. Dazu möchte ich dir meine Geschichte erzählen, von meiner Begegnung mit der Angst und mit der Metakognitiven Therapie. Aber hier zuerst eine Zusammenfassung über diesen noch recht neuen Therapieansatz.

Was ist Metakognitive Therapie?

Dieses Buch basiert auf dem Ansatz der Metakognitiven Therapie, einer Methode, die sich vor allem für die Behandlung von Angststörungen und Depression eignet.

Sie folgt der Theorie, dass diese psychischen Leiden auf ein einziges Reaktionsmuster zurückzuführen sind, dem Cognitive Attentional Syndrome, kurz CAS. Die psychischen Erkrankungen werden als Resultat dieses CAS betrachtet und nicht als Konsequenz von angeborener Empfindsamkeit oder schwerwiegenden Traumata.

Die Methode und ihr theoretischer Unterbau leitete einen Paradigmenwechsel innerhalb der Psychotherapie ein. Entstanden ist sie in den 1990er-Jahren und konnte ihren Erfolg bis heute anhand von zahlreichen Studien und überzeugenden Ergebnissen nachweisen.

Dr. Adrian Wells, Professor an der University of Manchester, hat die metakognitive Methode entwickelt. Er war jahrelang im Bereich der kognitiven Therapie tätig, bis er erkannte, dass die Forschung einen essenziellen Aspekt in der Betrachtung von psychischen Erkrankungen übersehen hatte.

Die gängige Vorgehensweise der Therapeuten, um den quälenden Gedanken ihrer Patienten mit Angststörungen und Depressionen auf den Grund zu gehen, war seiner Ansicht nach die falsche. Denn die negativen Gedanken seien nicht das eigentliche Problem. Alle Menschen hätten solche Gedanken, aber nur ein Bruchteil von uns würde eine psychische Erkrankung entwickeln.

Adrian Wells folgerte, dass die Ursache für die psychische Erkrankung also woanders als in den negativen Gedanken liegen musste. Ihn interessierte vor allem, wie wir auf unsere negativen Gedanken reagieren und welche Überzeugungen uns daran festhalten lassen.

Die Metakognitive Therapie zielt darauf ab, die ungeeigneten Strategien und sogenannten metakognitiven Überzeugungen zu ermitteln und dann abzulegen. Wenn die Strategien und Überzeugungen nicht mehr greifen können, verflüchtigen sich die psychischen Symptome wie Angst, Traurigkeit und Hoffnungslosigkeit von ganz allein.

Die Patientinnen und Patienten lernen das Abkoppeln ihrer Aufmerksamkeit, um in einen Zustand der losgelösten Achtsamkeit (*detached mindfulness*) zu gelangen. Dieser ermöglicht es ihnen, sich ihren Gedanken und unangenehmen Gefühlen gegenüber passiv und unbeteiligt zu verhalten.

Die Methode hat nicht zum Ziel, äußere oder innere Probleme zu lösen oder psychische Wunden zu heilen. Vielmehr ist ihr Ziel, die Selbstheilungskräfte der Psyche zu reaktivieren. Denn diese kann sich selbst regulieren, wenn die Aufmerksamkeit nicht ununterbrochen mit destruktiven Gedanken beschäftigt ist.

Die Metakognitive Therapie eignet sich für Einzelsitzungen, aber auch als Gruppentherapie. Die Methode folgt Leitsätzen und einem genau definierten Behandlungsablauf und kann solide wissenschaftliche Erkenntnisse vorlegen.

Das MCT-Institut hat zusammen mit Adrian Wells mittlerweile viele metakognitive Therapeuten und Therapeutinnen ausgebildet. Eine Ausbildung, die umfangreich ist und viele zusätzliche Schulungen und Supervisionen beinhaltet.

MEINE BEGEGNUNG MIT DER ANGST

Wie ich eine massive Angststörung entwickelte und sie auch wieder loswurde

Bevor wir uns den Theorien und der Methode im Detail zuwenden, erzähle ich dir meine Geschichte. Wie ich mich von der Wirklichkeit abgewendet und der Angst die Zügel überlassen habe. Es ist auch die Geschichte von meiner Erkenntnis, dass ich meine Sorgen kontrollieren und dadurch selbst bestimmen kann, wie viel Angst ich haben will.

Meine persönliche Leidensgeschichte werde ich deshalb hier einbinden, weil sie dir zeigt, dass alle eine Angststörung entwickeln können. Sogar Psychotherapeuten bzw. Psychotherapeutinnen. Und sie zeigt eben auch, dass es allen möglich ist, sie wieder loszuwerden.

Vor acht Jahren nahm mein Leben eine unerwartete Wendung. Tatsächlich war mein Leben zu diesem Zeitpunkt denkbar entspannt. Ich hatte viel weniger Stress als in den Jahren davor. Mein Mann und ich hatten eine eigene Firma gehabt und uns beinahe zu Tode geschuftet. Nachdem wir sie verkauft hatten, fanden wir beide Jobs mit regelmäßigem Einkommen und hofften, nun im Alltag zur Ruhe zu kommen.

Endlich mussten wir nur noch 37 Stunden die Woche arbeiten und hatten Rentenansprüche, Krankentage und ergonomische Arbeitsplätze. Trotzdem stimmte etwas nicht. Und zwar so ganz und gar nicht. Wir waren beide frustriert und in unserer Ehe knirschte es gewaltig. Ich machte mir Sorgen um unsere vier Kinder, weil ihre Eltern massive Probleme hatten.

ERST SORGEN, DANN SODBRENNEN

Als wäre das nicht schon genug, bekam ich Beschwerden. Ich bekam schlecht Luft, alles brannte, als würde ich Säure einatmen.

Ich war davon überzeugt, dass ich irgendetwas mit dem Magen hatte, und ging zu meiner Hausärztin, die mich einmal gründlich durchcheckte. Aber alle Ergebnisse waren negativ, und statt darüber erleichtert zu sein, fing ich erst richtig an, mir Sorgen zu machen.

Denn meine Symptome waren ja real. Hatte ich möglicherweise eine seltene Krankheit, die bisher einfach noch niemand diagnostizieren konnte? Ich war besessen von meinen Symptomen und recherchierte Magen-Darm-Funktionen und alternative Behandlungsmöglichkeiten. Das sorgte nur dafür, dass sich meine Symptome verstärkten.

Als ich meiner Ärztin beim nächsten Arzttermin meine Bedenken aufzählte, gab sie mir einen Fragebogen und wollte wissen, wie es um meine Psyche bestellt war. Ich kann mich weder an die Fragen noch an meine Antworten erinnern, aber ich weiß, dass das Ergebnis niederschmetternd gewesen sein muss. Denn sie empfahl mir, mich umgehend krankzumelden. Ich hätte deutlich zu viel Stress. Dann verschrieb sie mir ein paar »Glückspillen« und gab mir eine Überweisung zum Psychotherapeuten.

Meine Welt brach zusammen. Ich hatte nicht nur eine massive Ehekrise, sondern obendrein auch noch eine diffuse Erkrankung, die mir wahnsinnig Angst machte. Beide Probleme erforderten ein großes Maß an emotionalem Überschuss, den ich nicht hatte. Im

Gegenteil. Ich hatte so wenig Überschuss, dass ich mich krankmelden und Tabletten schlucken sollte.

Für mich kam es einer Bankrotterklärung gleich, dass mit meiner Psyche etwas nicht in Ordnung sein sollte. Ich hatte lediglich meine körperlichen Beschwerden ernst genommen und mich darum gekümmert, mir darum Sorgen gemacht.

Außerdem hatte ich keine Lust auf Psychotherapie. Meiner Ansicht nach gab es kaum jemanden, der die problematischen Seiten meiner Persönlichkeit besser kannte als ich selbst. Es ergab keinen Sinn, dass ich davon krank wurde.

Ich komme aus schwierigen Verhältnissen und bin das, was man als »Musterbrecherin« bezeichnet. Trotz traumatischer Erlebnisse in meiner Kindheit gab es nie Anzeichen einer psychischen Erkrankung. Ich habe mich zwar oft im Stich gelassen und einsam gefühlt, aber in mir hatte doch immer alles gestimmt. Es fiel mir unendlich schwer hinzunehmen, dass sich das geändert hatte.

Tabletten zu nehmen, war für mich der ultimative Kontrollverlust. Als Psychotherapeutin hatte ich zwar einen differenzierten Blick auf den – notwendigen – Umgang mit Psychopharmaka im Rahmen einer psychiatrischen Behandlung. Aber als Privatperson wollte ich keine Medikamente nehmen, die mein Gehirn lahmlegten.

WERDE ICH VERRÜCKT?

Die Krankmeldung erlaubte es mir, von der Arbeit fernzubleiben, die mich ohnehin nicht erfüllt hatte. Aber ansonsten sorgte sie nur für weitere und noch größere Sorgen: *Was hält mein Chef von mir? Würde er mich feuern? Wie ging es meiner gestressten Kollegin, die jetzt auch noch meine Aufgaben übernehmen musste?*

Da es mir zunehmend schlechter ging, machte ich mir große Sorgen um meinen Verstand.

Was wäre, wenn die Ärztin recht hatte? Hatte ich eine psychische Erkrankung? Gab es »unbearbeitete« Fragen aus meiner Kindheit, die mich jetzt einholten? Hatte ich doch Teile meiner Vergangenheit verdrängt? Warum ging es mir so schlecht? Wurde ich verrückt?

Ein paar Tage später hatte ich meine erste Panikattacke. Beim Einkaufen. Danach kamen sie regelmäßig. Ich hatte praktisch andauernd Herzrasen, mir war übel und ich hatte immer ein knallrotes Gesicht.

Auch wenn ich ganz still zu Hause auf dem Sofa saß, befand sich mein gesamtes System in Alarmbereitschaft. Ich konnte weder essen noch mich auf meine Umwelt konzentrieren. Ich drehte mich nur um mich selbst. Und dieses Ich war im Begriff, sich aufzulösen.

PSYCHOTHERAPIE, DIE ERSTE

Nachdem ich tagelang Panikattacken hatte, gab ich auf und vereinbarte einen Termin bei einer Psychotherapeutin, die auf Stress, Angst und Depression spezialisiert war. Bis dahin hatte ich es mit angstdämpfenden Kaugummis und Ratgebern versucht, die mir Serien und Fußbäder mit Magnesiumsalzen empfahlen. Weil das alles nichts half, hatte ich das Gefühl, ein hoffnungsloser Fall zu sein.

Es war unverkennbar, wie schlecht es mir ging. Die Therapeutin war zauberhaft und fürsorglich. Ich bekam Tee und eine Decke und sie hörte mir geduldig zu, während ich ihr meine tausend Sorgen und Gedanken vortrug. Dann fragte ich sie, ob es mir jemals wieder besser gehen wird und ich wieder die Alte sein werde. Sie bejahte meine Frage, woraufhin ich vor Erleichterung laut in Tränen ausbrach.

Für einen kurzen Moment fühlte ich mich besser. Ich erzählte ihr von meinem Leben und seit wann es mir so schlecht ging. Gemeinsam stellten wir meine aktuellen Lebensumstände auf den

Kopf, um den einen Faktor ausfindig zu machen, der das Fass zum Überlaufen gebracht hatte. Als wir nichts ausmachen konnten und die Sitzung zu Ende war, schlug sie vor, ich solle meine Leidenschaft für die Musik wieder aufgreifen, von der ich ihr ausführlich erzählt hatte.

In diesem Moment wurde mir klar, dass sie nicht die entfernteste Ahnung hatte, warum ich aus heiterem Himmel Panikattacken bekam. Ihr Ratschlag, mich der Musik zu widmen, war an den Haaren herbeigezogen und sie blieb mir die Erklärung schuldig, wie das mir bei der Bewältigung meiner Angst helfen sollte.

Die Psychotherapeutin wusste nicht, was mit mir los war. Und wenn sogar eine Expertin ratlos war, konnte das nur bedeuten, dass etwas mit mir nicht stimmte. Enttäuscht und desillusioniert ging ich nach Hause – und bekam prompt eine Panikattacke. Dieses Mal zu den Klängen von Billie Holiday.

Tagelang recherchierte ich am Computer und las nun nicht mehr nur über Krankheiten des Magen-Darm-Bereichs, sondern auch über psychische Leiden und Störungen. Und so machte ich mir noch mehr Sorgen.

Durch einen Zufall hörte ich von einer Psychotherapeutin, die eine Fortbildung in einer neuen Methode machte, mit der man vielversprechende Erfolge in der Behandlung von Angststörungen gemacht hatte. Die Methode hieß Metakognitive Therapie und ich vereinbarte einen Termin mit ihr.

PSYCHOTHERAPIE, DIE ZWEITE

Auch dieser Kollegin schilderte ich ausführlich meine Sorgen und Probleme und fragte sie, ob es mir jemals besser gehen werde.

Die Psychotherapeutin schien sich für meinen Sorgenkatalog nicht besonders zu interessieren, sondern stellte mir Gegenfragen:

»Es hört sich an, als würden Sie sich sehr viele Sorgen machen. Wie viel Zeit verwenden Sie dafür, sich Sorgen zu machen?«

»Den ganzen Tag«, antwortete ich. »Ich mache mir große Sorgen um meinen psychischen Zustand.«

»Wie geht es Ihnen, wenn Sie sich diese Sorgen machen?«

»Schrecklich«, platzte es aus mir heraus. »Mir ist schlecht, ich spüre einen großen Druck auf meiner Brust und habe Angst.«

»Wenn Sie davon Angst bekommen, dass Sie sich so viele Sorgen machen – können Sie damit aufhören?«

Es war, als hätte mich der Blitz getroffen. Das war die bescheuertste und gleichzeitig einleuchtendste Frage, die mir jemand seit langer Zeit gestellt hatte.

Bescheuert, weil es doch offensichtlich war, warum ich mir Sorgen machte. Und einleuchtend, weil es offensichtlich bescheuert war, dass ich mir Sorgen machte, wenn ich davon Angst bekam. Aber ich konnte die Frage trotzdem nicht beantworten, weil ich keine Kontrolle über meine Sorgen hatte.

»Nein«, antwortete ich gekränkt und wiederholte meine Tirade über alles, worüber ich mir Sorgen machte.

»Wie unkontrollierbar sind Ihre Sorgen auf einer Skala von 0 bis 100 Prozent?«, fragte die Therapeutin mich.

»80 Prozent«, lautete meine Antwort.

»Sie haben also die negative Annahme, dass Ihre Sorgen zu 80 Prozent unkontrollierbar sind?«

»Ähm ja«, erwiderte ich zögernd, weil mich das Wort Annahme stutzig gemacht hatte. Was genau meinte sie damit? Eine Annahme ist keine Wahrheit, sie kann sowohl wahr als auch falsch sein. Wollte sie damit andeuten, dass meine Sorgen nicht auf Fakten basierten, sondern auf unsicheren Vermutungen?

Weiter kam ich mit meinen Gedanken nicht, denn sie stellte schon die nächste sonderbare Frage:

»Haben Sie auch positive Annahmen von Ihren Sorgen?«

»Wie meinen Sie das?«, fragte ich sie.

»Welchen Nutzen ziehen Sie zum Beispiel daraus, sich den ganzen Tag Sorgen zu machen? Was erhoffen Sie sich davon, wenn Sie sich die ganze Zeit Sorgen machen?«

Darüber hatte ich noch nicht nachgedacht. Ich fand es naheliegend und natürlich, sich Gedanken und Sorgen zu machen, wenn man so viele Probleme hatte. Als ich aber gezwungen wurde, darüber genauer nachzudenken, musste ich zugeben, dass ich die Hoffnung gehabt hatte, meine Gedanken und Sorgen würden ein neues Licht auf die Probleme werfen und eventuell sogar einen Lösungsweg aufzeigen.

»Führen Ihre Gedanken und Sorgen zu einer Lösung? Was würden Sie sagen – auf einer Skala von 0 bis 100 Prozent?«

Die Frage ließ mich verstummen. Ich bekam erste Zweifel. Meine Vernunft sagte mir, dass die emotionale Konsequenz meiner Sorgen ausschließlich Angst war. Und ich war dadurch nicht einmal in die Nähe einer Lösung gekommen.

»50 Prozent«, antwortete ich und gab ihr auch eine Begründung dafür: »Es ist doch ganz normal, dass ich mir Gedanken und Sorgen mache, wenn es mir so schlecht geht.«

»Ich habe mir diese Situation nicht ausgesucht«, fügte ich noch hinzu.

Die Psychotherapeutin fasste zusammen:

»Sie haben ganz offensichtlich ein ambivalentes Verhältnis zu Ihren Gedanken und Sorgen. Einerseits haben Sie das Gefühl, sie sind unkontrollierbar, und andererseits finden Sie es ganz normal, sich Sorgen zu machen. Was könnte die Konsequenz daraus sein? Wie leicht ist es, sich keine Sorgen zu machen, wenn du diese Annahmen hast?«

»Ganz und gar nicht leicht«, sagte ich. »Im Gegenteil, besonders schwer.«

»Wenn Sie feststellen würden, dass Sie Ihre Sorgen kontrollieren können, wie groß wären Ihre Probleme dann noch? Was würde davon übrig bleiben?«

»Dann hätte ich nicht mehr so große Probleme«, sagte ich. »Und mir würde es bestimmt viel besser gehen.«

»Dann wollen wir damit anfangen, Ihre Annahme zu prüfen, dass Ihre Sorgen nicht kontrollierbar sind. Und danach sehen wir uns ein paar Strategien an, mit denen Sie Ihre Sorgen begrenzen können. Können Sie sich das vorstellen?«

DAS PROBLEM WAR DAS SICH-SORGEN

Zum ersten Mal hatte ich eine Ahnung, woher meine Angst kam. Diese Erkenntnis war so intuitiv und wahr, dass ich sie nicht ignorieren konnte. Meine Angst war durch meine unablässigen Gedanken und mein Sorgen geschürt worden.

Monatelang hatte ich gegrübelt. Zuerst über meine Arbeitssituation, dann über meine Kinder, meine Ehe und unsere Finanzen. Später dann über meine Gesundheit, meine Krankmeldung, die Worte der Ärztin, meinen Geisteszustand und das Unvermögen der ersten Psychotherapeutin. Am Ende hatte ich mir sogar Sorgen über das Ausmaß meiner Sorgen und über meine Angst gemacht.

Das Problem war also nicht der Gegenstand, über den ich mir Sorgen machte, sondern die Tatsache, *dass* ich mir konstant Sorgen machte. Wenn ich nicht an das eine dachte, dachte ich an das andere. Ich hörte nie auf, änderte lediglich die Ausrichtung meiner Sorge. Und daraus resultierte eine riesige Angst.

Aber obwohl ich dadurch immer mehr Angst bekam, hörte ich nicht auf, mir Sorgen zu machen. Weil ich einerseits das Gefühl hatte, sie dadurch unter Kontrolle zu haben. Und andererseits hoffte, auf diese Weise Antworten oder Lösungen zu finden.

Verlor ich langsam den Verstand? Hatte ich möglicherweise einen Tumor im Kopf? Oder würde sich bald ein Tumor bilden, *weil* ich mir so viele Sorgen machte? Es war praktisch unmöglich, sich keine Sorgen zu machen, obwohl das bestimmt das Beste gewesen wäre.

Und das lag an den Annahmen, die ich hatte. Sie verhinderten, dass ich mein Sorgenkarussell weder anhalten konnte noch wollte. Aber meine Annahmen waren nur Annahmen und keine Wahrheiten, betonte meine Therapeutin. Wenn sie recht hatte, könnte ich tatsächlich aufhören, mir Sorgen zu machen.

RUHE IM KOPF SORGT FÜR RUHE IM KÖRPER

In unserer zweiten Sitzung beschäftigten wir uns mit meinen Annahmen über das Sorgen und nach drei Sitzungen erkannte ich, dass es keineswegs unkontrollierbar war.

Je weniger Sorgen ich mir machte, desto ruhiger wurde es in meinem Kopf – und mein Körper entspannte sich.

Am Anfang fiel es mir unsagbar schwer, auf meine Probleme nicht mit Grübeln und Sorgen zu reagieren. Ich hatte nach wie vor keine Lösungen gefunden, weder für meine Arbeitssituation noch für meine Ehekrise.

Nach und nach bemerkte ich, dass es mir immer besser ging, wenn ich mir *keine* Sorgen machte. Diese Entdeckung stellte langsam, aber sicher den Nutzen meiner Sorgen infrage und am Ende verlor ich den Anreiz ganz. Nach etwa einem Monat hatten meine Sorgen und Gedanken wieder ein Normalmaß erreicht.

Das war so befreiend, wieder ich selbst zu sein. Ich hatte ein anderes Verhältnis zu meinen Problemen, obwohl ich sie nach wie vor nicht gelöst hatte. Genau genommen hatte ich nichts weiter unternommen, damit es mir besser ging. Im Gegenteil. Ich hatte sogar *weniger* gemacht, weil ich mir keine Sorgen mehr machte.

Die Begegnung mit der Therapeutin war in mehrerlei Hinsicht außergewöhnlich, weil dadurch alles auf den Kopf gestellt worden war, was ich als Psychologin gelernt hatte. Es herrscht eine allgemeingültige Auffassung darüber, dass eine Therapie nur dann wirken kann, wenn sich zwischen Patient:in und Therapeut:in eine sogenannte *therapeutische Allianz* bildet. Diese Verbindung zeichnet sich vor allem durch Wärme und Empathie aus. Keines von beidem strahlte meine letzte Therapeutin aus. Tee und Decke? Fehlanzeige.

Diese Psychotherapeutin schien kein großes Interesse an meinem Zustand zu haben. Dafür aber gab sie mir das Gefühl, zu wissen, worüber sie sprach.

Sie konnte mir genau beschreiben, welches Problem es gab und wie die Lösung dafür aussah. Meine Angst verschwand in Rekordzeit. Und das lag nicht daran, dass wir eine therapeutische Allianz gebildet hatten, sondern weil die Therapie wirkte. Und weil sie wirkte, entwickelte sich auch eine Allianz – und plötzlich mochte ich sie.

ANGESCHLAGEN ODER NICHT?

Die metakognitive Methode war für mich ein *Gamechanger*. Ich hatte nach wie vor Probleme, aber ich reagierte nicht mehr mit lähmender Angst. Meine Ehe löste sich auf und ich hatte keine Lust auf meinen Job, aber statt mir ununterbrochen Sorgen zu machen, handelte ich.

Und was lag näher, als sich bei der Psychotherapeutin zu bewerben, die mir geholfen hatte? Schließlich hatte mich die Methode absolut begeistert.

Einen Monat nach Beginn der Behandlung war sie nicht mehr meine Psychotherapeutin, sondern meine Kollegin und wir saßen im Flieger nach Manchester. Dort hatten wir einen Termin für eine

Supervision bei Professor Adrian Wells, dem Entwickler der Metakognitiven Therapie.

Meine Atembeschwerden und Magenprobleme verschwanden. Und ein Jahr später beschlossen mein Mann und ich, dass wir getrennte Wege gehen wollten. Aber das ist eine andere Geschichte.

Jetzt kennst du meinen Weg in die Angst und wieder weg von ihr. Ich vermute, es haben sich einige Fragen aufgedrängt?

War das nicht riskant, gleich einen neuen, anspruchsvollen Job mit Zusatzausbildung anzunehmen? War ich nicht noch viel zu angeschlagen? Hätte ich nicht besser damit warten sollen, mich in ein neues Projekt zu stürzen, bis ich meine Probleme gelöst und alles wieder im Griff hatte? Wie konnte die Psychotherapeutin es wagen, jemanden einzustellen, die sich gerade erst wieder von massiven Stresssymptomen erholt hatte?

Ich kann diese Gedanken alle sehr gut verstehen. Das hätte ich früher wahrscheinlich genauso gedacht. Aber sowohl die Therapeutin und schließlich auch ich hatten erkannt, dass ich nicht psychisch angeschlagen war. Und es wahrscheinlich auch nie gewesen bin. Ich hatte diesen Zustand durch meine Tonnen von Sorgen erzeugt. Natürlich nicht absichtlich.

Wir kamen zu der Erkenntnis, dass ich nicht an einer Angststörung litt, die durch etwas Bestimmtes verursacht wurde und meine Angstzustände ausgelöst hatte. Im Gegenteil. Ich hatte Symptome einer Angststörung bekommen, *weil* ich mir so viele Sorgen gemacht und die Kontrolle darüber verloren hatte. Diese Gefühle aber stellten nichts als eine Illusion dar. Mit meiner Psyche war also alles in Ordnung, ich hatte sie nur falsch genutzt.

Die Begegnung mit der metakognitiven Methode stellte mein Selbstverständnis und meinen professionellen Blick auf die Psyche und die Mechanismen von Angst auf den Kopf. Jahrelang hatte ich meinen von Angst gequälten Patientinnen und Patienten dabei geholfen, ihre Sorgen zu betrachten und zu bewältigen.

Ich hatte ihnen zugehört, relativiert und neue Blickwinkel angeboten, sie provoziert, die Sorgen auf den Prüfstand gestellt und Lösungen gefunden. Wenn nichts davon half, habe ich sie getröstet und ihnen meine Unterstützung zugesagt. Leider hatte es bei Angsterkrankungen keinen großen Effekt.

Ich begriff jetzt, dass ich das Problem gewesen war, nicht meine Patientinnen und Patienten. Sie hatten sich ja mit der Bitte um Hilfe an mich gewandt. Aber statt ihnen zu helfen, die Kontrolle über ihre Sorgen zurückzugewinnen, hatte ich mich mit ihnen in sie hineinbegeben und sie so am Leben erhalten. Auf diese Weise habe ich mich selbst der Möglichkeit beraubt, ihnen zu helfen. So wie auch meine erste Psychotherapeutin mir nicht geholfen hat.

Durch die Metakognitive Therapie habe ich erkannt, dass nicht die Sorgen die Angst verursachen. Der Prozess des Sich-Sorgens ist die Ursache. Um die Angst unter Kontrolle zu bekommen, müssen wir nur aufhören, uns Sorgen zu machen, und die unrealistischen Annahmen aufgeben, dass wir keine Kontrolle über unsere Sorgen und Gedanken haben.

Mit dem Wissen, dass ich jahrelang die eigentlichen Probleme meiner Patientinnen und Patienten übersehen hatte, konnte ich unmöglich dort weitermachen, wo ich aufgehört hatte. Ich wollte in Zukunft meinen Patientinnen und Patienten das aufzeigen, was ich selbst erfahren und erlebt hatte: Man kann seine Gedanken loslassen, sich weniger Sorgen machen und dadurch die Angst loswerden.

Und genau das wirst du jetzt auch lernen.

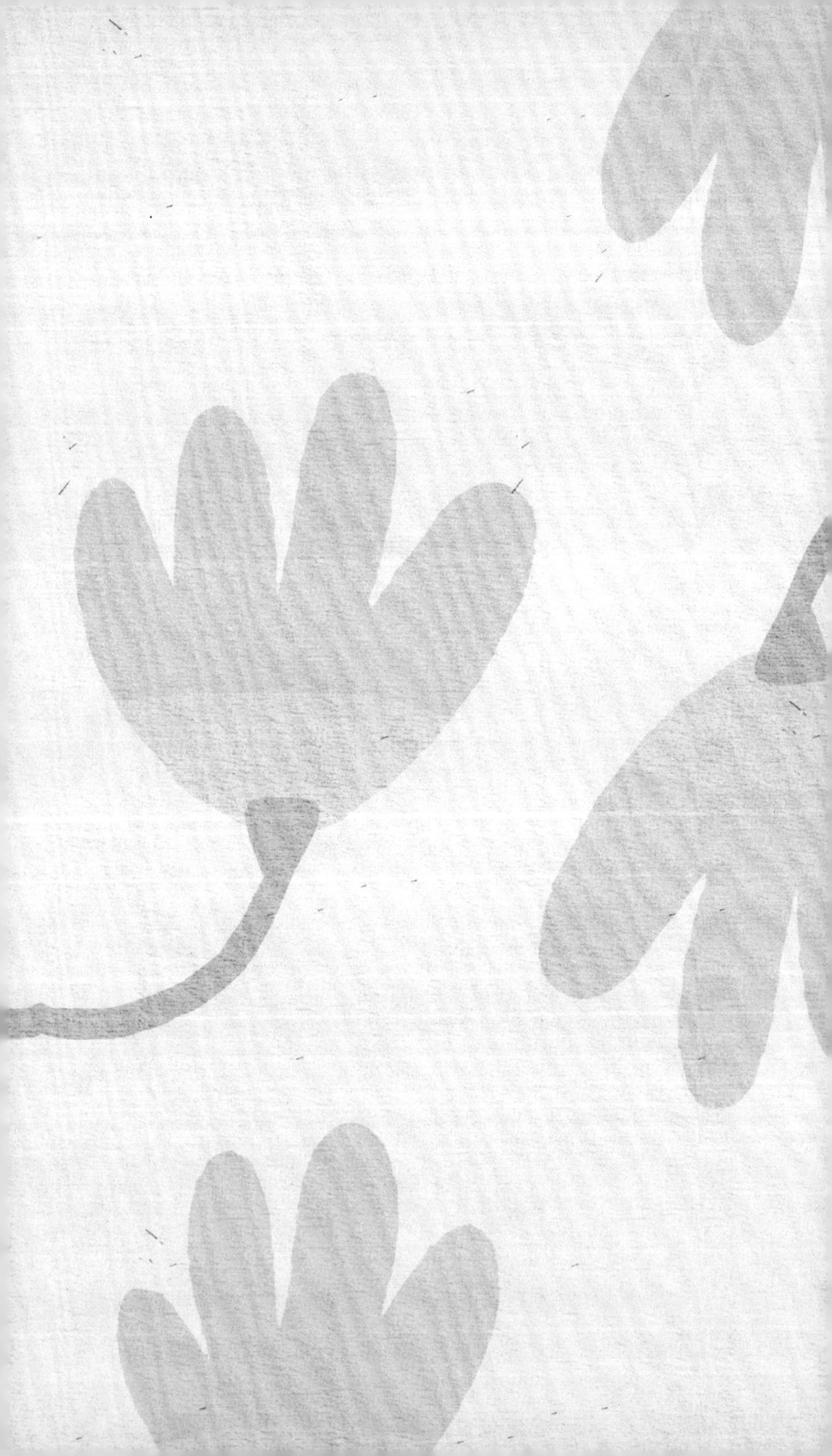

DEINE PSYCHE REGULIERT SICH SELBST

Wenn du es zulässt

Der menschliche Geist hat selbstregulierende Kräfte. Angst entsteht, weil wir diese Kräfte nicht nutzen und uns an negativen Gedanken festbeißen. Wir sind alle genau richtig so, wie wir sind. Angst ist ein Gefühl, das wir in unser Leben lassen und das wir wieder genauso gut loswerden.

Obwohl Angst belastend, erdrückend und überwältigend sein kann, ist sie am Ende nichts anderes als eine richtig schlechte Angewohnheit. Eine Angewohnheit, die man sich wieder abtrainieren kann.

Das Leben ist kein Ponyhof (oder eben nur recht selten), es hält für uns alle Probleme bereit und Konflikte, Enttäuschungen und Katastrophen, die in uns negative Gedanken und Gefühle auslösen.

Der Alltag hält uns mit beunruhigenden Gedanken auf Trab, aber sie müssen nicht automatische Angstzustände auslösen. Wir begehen zum Beispiel alle ab und zu mal Fehler. Der Gedanke, dass man ein Depp ist, ist zwar unangenehm, aber normal. Für die meisten von uns ist dieser Gedanke flüchtig, und dasselbe gilt für die Gefühle von Unsicherheit und Angst, die er ausgelöst hat.

Wir haben täglich Tausende von Gedanken und viele davon sind negativ. Angst entsteht daraus erst, *wenn wir diese unangenehmen Gedanken und die dazugehörigen Gefühle nicht vorbeiziehen lassen.*

Negative Gedanken weisen darauf hin, dass uns etwas wichtig ist, eine große Bedeutung für uns hat. Wenn wir uns für etwas verantwortlich fühlen, haben wir negative Gedanken und machen uns Sorgen darüber, diesem Anspruch nicht gerecht werden zu können. Wenn wir Eltern werden, melden sich negative Gedanken, dass unseren Kindern etwas zustoßen könnte.

Dasselbe gilt leider auch bei anderen guten Dingen, dem neuen Job oder dem gelungenen Date. Im Kielwasser kommen die negativen Gedanken. Was ist, wenn ich doch nicht gut genug für den Job bin? Was ist, wenn er oder sie feststellt, wie langweilig ich in Wirklichkeit bin?

Wenn die Auswahl von Eissorten keine negativen Gedanken in uns auslöst, liegt das daran, dass es uns letztlich ziemlich egal ist, ob es Malaga oder Haselnuss gibt. Das ist nicht wichtig.

Negative Gedanken und Gefühle sind also nur ein Ausdruck dafür, wie wichtig uns etwas ist.

DU DARFST NICHT MITSPIELEN!

Negative Gedanken kann und braucht man nicht vermeiden. Auch nicht, wenn sie uns »triggern«. Sie gehören dazu, sind normal und für die meisten auch kein großes Problem. Und auch für dich nicht, auch wenn es sich manchmal ganz anders anfühlt.

Du bist nämlich, wie alle anderen auch, mit einer Psyche auf die Welt gekommen, die sich selbst regulieren kann. Das bedeutet, dass du in der Lage bist, unangenehme Situationen zu meistern, ohne eine monatelange, tiefgreifende Therapie zu benötigen.

Damit will ich nicht sagen, dass es keine guten Gründe dafür gibt, in Therapie zu gehen. Überhaupt nicht. Aber wenn du unter Angstzuständen leidest, dann brauchst du keine Hilfe von außen, wenn du deine Psyche die Arbeit übernehmen lässt. Gedanken und

Gefühle kommen und gehen, sowohl die positiven als auch die negativen. Wenn du dich nicht an ihnen festbeißt, werden sie von neuen Gedanken und Gefühlen ersetzt.

Kleine Kinder zum Beispiel können am Boden zerstört sein, weil sie geärgert wurden oder nicht mitspielen dürfen. Aber sobald sie ein anderes Spiel angeboten bekommen oder selbst entdecken, ziehen sie weiter.

»Dann bin ich der Hund und du die Tante von der Schwester«, schniefen sie, wischen sich die Tränen ab, vertiefen sich in das nächste Spiel und ihre Gedanken und Gefühle sind an einem neuen Ort.

Kindern gelingt das nicht etwa so gut, weil sie ihre Gedanken, Gefühle und die Realität verdrängen. Im Gegenteil. Sie haben natürlich auch die ganze Zeit Gedanken und Gefühle, kümmern sich aber nicht ständig darum und machen einfach weiter. Das ist Selbstregulierung der Extraklasse!

Wir Menschen verfügen also über ein angeborenes System der Selbstregulierung, das selbstständig die Gedanken und Gefühle »bearbeitet«, damit wir unsere Energie und Kräfte für etwas anderes verwenden können. Das ist auch sinnvoll. Wenn der Geist diese Fähigkeit nicht besäße, müssten alle Menschen, Kinder wie Erwachsene, pausenlos eine Psychotherapie machen.

SAND IM GETRIEBE

Im Laufe des Lebens, durch Erziehung und Umfeld, entwickeln einige von uns ein anderes Verhältnis zu den negativen Gedanken und Gefühlen. Wir richten uns nach ihnen, klammern uns an sie, überwachen sie, analysieren sie, machen uns Sorgen um sie und lassen sie sogar unser Verhalten bestimmen. Mit anderen Worten: Wir zeigen eine Überreaktion.

Als Erwachsene werden wir nicht mehr von einem Spiel ausgeschlossen. Zumindest nicht im wörtlichen Sinne wie bei den Kindern. Aber im übertragenen Sinne sehr wohl. Wir werden abgewiesen, verlassen, missverstanden, enttäuscht, verletzt, angegriffen, beleidigt oder belächelt. Und das löst jedes Mal negative Gedanken und Gefühle aus.

Aber anstatt sie ziehen zu lassen, damit sie sich selbst regulieren können, geben wir ihnen viel Raum und Aufmerksamkeit. Meist in einem Umfang, dass kaum etwas anderes noch Platz hat. Wir verzichten auf Aktivitäten, die uns normalerweise Spaß machen, und verweisen darauf, dass wir erst einmal unser inneres Chaos aus Gedanken und Gefühlen bewältigen und bearbeiten müssen.

Erst wenn das erledigt ist, können wir uns wieder dem Leben zuwenden. Aber leider führt diese Strategie nicht zum Erfolg. Stattdessen streuen wir Sand ins Getriebe unseres Selbstregulierungssystems, das für uns die Arbeit übernommen hätte.

Und wenn die Gedanken und Gefühle sich nicht auf natürliche Weise regulieren dürfen, dann machen sie sich auf den Weg und kreisen durch unser Bewusstsein. Und je mehr Kreise sie ziehen, desto größer wird unsere Angst – und hindert uns daran, am Leben teilzunehmen. Dieses Muster findet man vor allem bei Angststörungen, aber auch bei Stress und Depression.

Wir glauben, dass wir unsere Probleme nur im Griff haben, wenn wir uns Gedanken über sie machen. Und zwar lange, bevor sie auftauchen. Aber das stimmt zum Glück nicht. Ganz gleich, wie sehr wir uns imaginär mit ihnen gequält und herumgeschlagen haben – wir können uns erst mit ihnen beschäftigen, wenn sie tatsächlich da sind.

Damit einher geht die Überzeugung, dass wir klüger werden und an Erfahrung gewinnen, wenn wir analysieren und grübeln und uns wilden Spekulationen hingeben: Was ist schiefgelaufen? Was *könnte* schieflaufen? Aber auch das stimmt nicht. Erfahrung und Erkenntnis gewinnen wir immerzu, ganz von selbst.

DAS DENKEN WIR ÜBER UNSERE GEDANKEN

Warum aber beginnen wir, so anders auf unsere Gedanken zu reagieren? Woran liegt es, dass einige von uns ständig mit ihren Gedanken beschäftigt sind und Jahrzehnte damit verbringen, über mögliche Katastrophen zu spekulieren, während andere das gar nicht tun? Woran liegt es, dass sich einige von uns von ihrer Angst *einatmen* lassen?

Naheliegend wäre die Theorie, dass Menschen, die unter ihrer Angst leiden, introvertierter sind oder einfach mehr Gründe zur Sorge haben als andere. Aber das ist schlichtweg falsch. Die richtige Antwort finden wir in unseren *metakognitiven Überzeugungen*. Das sind die Mechanismen in unserem Geist, die unsere Gedanken lenken und kontrollieren.

Metakognitive Überzeugungen sind unsere persönlichen Annahmen darüber, was unsere Gedanken können. Damit sind unsere Vorstellungen und »Theorien« gemeint, die Vor- oder Nachteile im Denken, Grübeln und Sich-Sorgen sehen.

Meine zweite Psychotherapeutin konfrontierte mich mit meinen metakognitiven Annahmen. Schon das Erkennen meiner Überzeugungen dämpfte umgehend meine Angst. Wir sehen uns die verschiedenen metakognitiven Überzeugungen später genauer an, jetzt gibt es nur eine kleine Geschmacksprobe.

Ich war der Überzeugung, dass es mir bei der Problemlösung half, mir viele Gedanken und Sorgen zu machen. Dadurch wurde ich anfälliger dafür, mir noch mehr Sorgen zu machen. Wenn ich nicht der Überzeugung gewesen wäre, dass es mir hilft, mir Sorgen zu machen, hätte ich es bestimmt nicht versucht, auf diesem Weg meine Probleme zu lösen.

Meine zweite Überzeugung war, dass ich es nicht in der Hand hatte, ob ich mir Sorgen machte oder nicht. Ich nahm an, dass es ganz natürlich sei, eine automatische Konsequenz, wenn man sich mit seinen Problemen auseinandersetzte.

Wäre ich mir meiner Macht, meine Sorgen einschränken zu können, bewusst gewesen, hätte ich mir auch weniger Sorgen gemacht. Vor allem, wenn ich begriffen hätte, dass meine Sorgen die Angst auslösten.

Einige Menschen haben das Gefühl, ihre Sorgen übernehmen das Ruder, ohne dass sie aktiv etwas dafür oder dagegen tun. Dahinter versteckt sich wieder eine metakognitive Überzeugung, nämlich die, dass Sorgen ein Eigenleben entwickeln, wenn man nicht aufpasst.

Auch dies stimmt nicht. Es kann sich so *anfühlen*, dass sich die Sorgen verselbstständigen, aber das ist in der Tat nur ein Gefühl. Wenn wir erkennen, dass es nicht stimmt, dann haben wir plötzlich die Möglichkeit, diese Angewohnheit loszuwerden.

Mit anderen Worten: Nicht unsere Ansichten von uns, der Welt oder unseren Problemen bestimmen, ob wir uns Sorgen machen oder nicht. Sondern *wie wir unsere Sorgen sehen.* Unsere persönlichen metakognitiven Überzeugungen bestimmen, wie viele Gedanken wir wälzen, wie viel wir grübeln und uns Sorgen machen – und ob wir eine Angsterkrankung entwickeln.

DEINE PSYCHE KANN SICH SELBST REGULIEREN

Ungeeignete metakognitive Überzeugungen können also, obwohl sie nicht wahr sind, übermäßiges Grübeln und Sich-Sorgen auslösen. Wenn diese Überzeugungen besonders ausgeprägt sind, können sie psychische Störungen wie Angsterkrankungen verursachen.

Die Metakognitive Therapie verfolgt das Ziel, diese Überzeugungen abzuschwächen. Übungen zeigen auf, wie unrealistisch sie in Wirklichkeit sind.

Wenn man erkennt, dass diese Überzeugungen falsch sind, kann man sich gegen die Sorgen und Spekulationen entscheiden und viel angebrachter reagieren. So schafft man Raum und Platz, damit der Geist sich selbst regulieren kann.

Angst ist kein schönes Gefühl, aber sie ist kein Indikator dafür, dass mit dir etwas nicht stimmt. Sie zeigt nur an, dass du deine mentalen Fähigkeiten falsch einsetzt. Nicht weil *du* verkehrt bist, sondern weil deine metakognitiven Überzeugungen verkehrt sind.

Du bestimmst die Funktionstüchtigkeit. Wenn du deinem Geist die Möglichkeit nimmst, sich selbst zu regulieren, kann er nicht optimal arbeiten und wird Angstsymptome entwickeln.

Wenn du aufhörst, ihn falsch zu nutzen, indem du dir übermäßig Sorgen machst, wird er sich sofort selbst regulieren. Und dann beruhigen sich auch deine Gedanken und Gefühle.

In Wirklichkeit ist es ganz einfach, sich keine Sorgen zu machen. Das funktioniert von einer Sekunde auf die andere. Die Herausforderung besteht allerdings darin, diese Sorgenfreiheit immer schneller wieder zu erlangen und immer länger zu erhalten.

In den folgenden Kapiteln erkläre ich dir, wie unsere Gedanken funktionieren und was es mit diesem *Cognitive Attentional Syndrome (CAS)* auf sich hat – dem Schurken, der die Angst auslöst. Dann sehen wir uns die Triggergedanken an, die das CAS in dir aktivieren. Schließlich untersuchen wir die *metakognitiven Überzeugungen* genauer, die wir als Ursache der Angst ausmachen können.

Sich Sorgen zu machen, ist eine schlechte Angewohnheit und es braucht einfach Zeit, sich Angewohnheiten wieder abzugewöhnen. Das wird dir mithilfe des Programms gelingen. Aber die folgenden Kapitel helfen dir dabei, das CAS und deine metakognitiven Überzeugungen zu erkennen.

DAS UNIVERSUM UNSERER GEDANKEN

Über spontane und strukturierte Gedanken und metakognitive Überzeugungen

Bevor wir uns die einzelnen Elemente der metakognitiven Methode ansehen, will ich dir einen kleinen Einblick in die verschiedenen Ebenen unserer Gedanken geben.

Seit Jahrhunderten wird in Wissenschaft, Forschung und der Philosophie darüber diskutiert, was Gedanken sind. Bisher gibt es keine zufriedenstellende Antwort auf diese Frage. Wir wissen, dass Gedanken genau genommen nur elektrische Impulse in unserem Gehirn sind und wir ohne sie tot wären. Zumindest hirntot.

Viele von uns erleben ihre Gedanken als etwas Unkontrollierbares. Aber das stimmt gar nicht. Einige Gedanken sind spontan und entstehen aus sich heraus. Die können wir in der Tat nicht steuern, aber wir können entscheiden, ob wir ihnen Aufmerksamkeit schenken oder sie überhören.

Andere Gedanken sind bewusste und strategische Werkzeuge, die wir für alle möglichen Zwecke verwenden. Hinter diesen strukturierten Gedanken befinden sich die sogenannten metakognitiven Überzeugungen, die hinter den Kulissen operieren und das Verhalten unserer Gedanken steuern. Wenn du diese Überzeugungen veränderst, sorgst du dafür, dass nicht länger deine Gedanken dich steuern, sondern du sie.

Die Interaktion der drei Ebenen unserer Gedanken

Metakognitive Überzeugung (oberste Ebene)

↓

Strukturierte Gedanken (mittlere Ebene)

↑

Spontane Gedanken (unterste Ebene)

SPONTANE GEDANKEN

Uns schießen täglich Tausende von Gedanken durch den Kopf, die von allein entstehen und die wir weder beherrschen noch verhindern können.

Aber wir können jederzeit bestimmen, ob wir auf sie eingehen oder nicht. Wenn wir diese Gedanken stehen lassen, ohne uns mit ihnen zu beschäftigen, geben wir unserer Psyche die Gelegenheit, sich selbst zu regulieren.

Die spontanen Gedanken können sich auf alles Mögliche beziehen. Ich habe Hunger. Ich muss noch Obst einkaufen. Der Schuh scheuert an der Ferse. Der Mann im Supermarkt hat ein Muttermal im Gesicht. Sie können aber auch die Form von Bildern, Assoziationen, Gefühlen oder Empfindungen annehmen.

Diese Gedanken sind spontane Reaktionen auf äußere oder innere Stimuli. Sie können vollkommen gleichgültig oder sehr bedeutsam sein. Sie entstehen autonom und unsere Reaktion darauf entscheidet darüber, welchen Stellenwert sie in unserem Bewusstsein bekommen.

Einige Gedanken auf dieser Ebene fordern ein erhöhtes Maß an Aufmerksamkeit. Das sind spontane Gedanken, deren Inhalt etwas in uns anspricht oder triggert und starke Empfindungen hervorruft.

Das können berauschende Gedanken sein, die im ganzen Körper ein Kribbeln erzeugen. *Oh, wie wunderbar. Was bin ich für ein Glückskind. Ich bin so froh!*

Aber es können auch Katastrophengedanken sein, die Angst auslösen. Was, wenn das jetzt schiefgeht? Hoffentlich habe ich keine ernsthafte Krankheit.

Diese sogenannten Triggergedanken haben das Potenzial, uns zu einer Reaktion zu provozieren. Und wenn wir mit ungeeigneten Strategien auf jene reagieren, die Angst auslösen, dann kann das zu einer Angsterkrankung führen. Diesen Triggergedanken widmen wir uns in einem separaten Kapitel.

STRUKTURIERTE GEDANKEN

Neben den spontanen Gedanken gibt es die strukturierten Gedanken, die ein zielgerichtetes Denken voraussetzen. Wir können diese Gedanken als Strategien begreifen, die wir für bestimmte Zwecke nutzen.

Diese Gedanken sind organisiert und vom Willen gesteuert – anders als die spontanen Gedanken, die unorganisiert und ziellos sind. Während wir die spontanen nicht anhalten oder hervorrufen können, können wir das mit den strukturierten Gedanken sehr wohl tun. Wir können sie initiieren und wieder abbrechen. Das liegt in unserer Hand, vorausgesetzt, wir sind uns dessen bewusst.

Mithilfe der strukturierten Gedanken können wir etwas klären, neue Optionen, Lösungen und Formulierungen finden, Abläufe organisieren und so weiter und so fort. Diese Art zu denken setzen wir beispielsweise in der Schule oder bei der Arbeit ein oder wenn wir ein Abendessen oder eine Reise planen. Auf dieser Ebene greifen auch die Strategien, die wir unter dem Sammelbegriff des CAS fassen. Das sehen wir uns im nächsten Kapitel an. Diese Strategien kommen zum Einsatz, wenn wir von einem oder mehreren spontanen Gedanken getriggert werden.

METAKOGNITIVE ÜBERZEUGUNGEN

Die Ebene der strukturierten Gedanken wiederum steht unter direktem Einfluss unserer metakognitiven Überzeugungen, die ich schon ein paarmal erwähnt habe. Diese Überzeugungen bestimmen, für welche Strategien du dich jeweils entscheidest.

Deshalb ist es sinnvoll, deine metakognitiven Überzeugungen genauer anzusehen, um zu verstehen, warum du aus Gewohnheit immer dieselben Strategien wählst.

Sowohl die Überzeugungen als auch die Strategien können aber ausgetauscht beziehungsweise abgemildert werden. Was für ein Glück – denn das bedeutet, dass du deine Angst loswerden kannst, ganz gleich, wie lange sie dich schon quält und wie lähmend sie ist.

Es gibt drei Überzeugungen, die uns dazu bringen, auf unangenehme Gedanken mit Sorgen oder anderen angsterzeugenden Strategien zu reagieren. Diese sehen wir uns im Kapitel über die metakognitiven Überzeugungen ganz genau an.

Ich will dir zwei Beispiele geben, wie das Universum deiner Gedanken funktioniert und wie die drei Ebenen miteinander interagieren.

1. Beispiel: Gedankenkarussell im CAS

Mitten in der Corona-Krise gehst du spazieren. Dir kommt eine blasse Frau entgegen, sie sieht krank aus, schwitzt und keucht. Du kannst ihr nicht richtig ausweichen, und als sie auf deiner Höhe ist, hustet sie in deine Richtung. Du spürst den Luftdruck und Tropfen, die dein Gesicht berühren.

Dein spontaner Triggergedanke lautet: *Sie hat mich mit Corona angesteckt.*

Der Triggergedanke löst sofort Panik in dir aus, du machst dir große Sorgen, desinfizierst deine Hände mehrmals und hast Angst, dass das nun im Zusammenspiel mit deinem Asthma dein Todesurteil sein könnte.

Diese Sorgen halten tagelang an. Du liest alles, was du im Netz über Corona in Erfahrung bringen kannst. Und du findest sehr viel. Stundenlang telefonierst du mit allen, die mit dir darüber reden wollen.

Du buchst einen Termin im Testzentrum, hast aber zu große Angst, dorthin zu gehen. Stattdessen meldest du dich krank und verordnest dir selbst 14 Tage Quarantäne.

Du schläfst schlecht und bestellst online Nahrungsergänzungsmittel, weil du gelesen hast, dass man damit das Immunsystem stärken kann. Du spürst die ganze Zeit in dich hinein und hast Symptome wie Kopfschmerzen, Bauchschmerzen, Müdigkeit und Atemwegsbeschwerden. Die Angst wird immer größer und manchmal zitterst du ohne sichtbaren Grund am ganzen Körper und schnappst nach Luft.

Diese Reaktion auf den Triggergedanken und die emotionale Achterbahnfahrt haben mit deinen Überzeugungen zu tun. Du kannst an nichts anderes denken als an die Angst, dich mit Corona angesteckt zu haben. Und du bist davon überzeugt, dass du genau so handeln musst, damit du früh genug merkst, ob du gravierende Symptome entwickelst und vielleicht ins Krankenhaus musst.

2. Beispiel: Gedankengänge ohne CAS

Dich hat der feuchte Husten der kränklich aussehenden Frau getroffen. Sofort meldet sich der Triggergedanke, dass sie dich angesteckt haben könnte.

Dir geht es auch nicht besser, wenn du dir die ganze Zeit Sorgen machst, also buchst du einen Termin im Testzentrum. Während du auf dein Ergebnis wartest, hältst du dich nicht mit dem Triggergedanken auf, sondern lässt ihn in Ruhe. Solltest du positiv sein, wirst du dir dann überlegen, was zu tun ist.

Du bleibst im Homeoffice und arbeitest weiter. Du schläfst gut, lebst weiter wie bisher. Als du erfährst, dass dein Test negativ ist, freust du dich, auch weil du dir in der Zwischenzeit nicht den Kopf zerbrochen hast, sondern richtig viel erledigen konntest.

In beiden Fällen hattest du einen Triggergedanken, der Angst und Verunsicherung ausgelöst hat (untere Ebene).

Der große Unterschied ist, dass deine Reaktion im ersten Beispiel deine Angst eskalieren lässt, während du im zweiten Beispiel psychisch stabil bleibst. Obwohl auch hier der beunruhigende Gedanke einer möglichen Infektion entstanden ist (mittlere Ebene).

Die Reaktionen in beiden Beispielen wurden von deinen metakognitiven Überzeugungen gesteuert (obere Ebene).

CAS

Wenn der Versuch, ein vorübergehendes Unwohlsein zu beheben, zu anhaltender Angst führt

Jetzt schauen wir uns den wahren Schurken an, der uns in den Strudel aus Angst stoßen kann. Sein Name ist *Cognitive Attentional Syndrome*, auf Deutsch *Kognitives Aufmerksamkeitssyndrom.*

Da ich mich von Adrian Wells in England zur metakognitiven Therapeutin habe ausbilden lassen, benutze ich die englische Bezeichnung.

Der Kurzname des Syndroms ist CAS. Es steht für eine Sammlung bestimmter Reaktionsmustern und Strategien, mit denen wir vergeblich versuchen, die Triggergedanken in den Griff zu bekommen. Denn diese spontanen Gedanken sind es, die in unser Bewusstsein eindringen und ungute Gefühle in uns auslösen.

Die Reaktionen und Strategien spiegeln die Gedanken wider, können aber auch zu Handlungen führen. Im ersten Beispiel war auf der Ebene der Gedanken die Sorge der Hauptakteur, die Handlung war die Verdrängung und der Kauf von Nahrungsergänzungsmitteln. Beide Reaktionen *richten die Aufmerksamkeit auf den Verursacher der Angst.*

Das Paradoxe daran ist, dass der Versuch, das Problem auf diesem Weg zu beheben, nur zur Verstärkung führt. Und bei Angsterkrankungen ist dieser Umgang damit das eigentliche Problem. Ohne Versuch der Problembewältigung mit CAS kommt es zu keiner Angsterkrankung. Wenn die Psyche die Chance bekommt, sich selbst zu regulieren, mildert das sofort die Angst und schafft Raum für mentale Erholung und konstruktive Aktivität.

Wenn wir das CAS zulassen, vermeiden wir die Selbstregulierung und drängen die Aufmerksamkeit in die falsche Richtung: zur Gefahr, zur Sorge und zu den Bedrohungen. Und das erzeugt anhaltende Angst.

Betrachten wir noch einmal meine Geschichte: Ich hatte mir unfassbar viele Sorgen über meine Lebenssituation gemacht, um sie zu verändern. Aber das ist mir so nicht gelungen. Im Gegenteil ging es mir immer schlechter, denn je mehr Sorgen ich mir machte, umso größer wurden meine Ängste.

Ich kontrollierte ununterbrochen, wie es meinen Symptomen ging, um ein Gefühl für meinen Zustand zu bekommen. Auf diese Weise aber hielt ich meine Aufmerksamkeit starr auf mein Befinden gerichtet und steckte in meiner Angst fest.

Ich googelte alle möglichen körperlichen Symptome auf der Suche nach einer Erklärung für meine Verfassung. Ich suchte mit diesen Aktionen verzweifelt nach Antworten auf die Fragen, die mich quälten.

Aber auch das half nicht. Stattdessen kamen neue Symptome dazu und meine Angst wuchs. CAS führt nämlich nicht dazu, dass die Angst abnimmt, vielmehr vervielfältigt sie sich auf diese Weise. Der Versuch, die Angst so in den Griff zu bekommen, verstärkt sie nur.

Angst ist also das Ergebnis unserer Bewältigungsstrategien. Sie ist das Ergebnis unseres CAS.

Alle CAS-Strategien sind ungeeignet und kontraproduktiv. Wir erreichen das Gegenteil von dem, was wir wollen. Die Strategien führen weder zur Linderung unserer Ängste noch zur Beruhigung unseres aufgewühlten Geistes, sondern *lösen Angstsymptome aus, verstärken diese und lassen uns nicht los.*

VERSTÄRKTER SELBSTFOKUS

Alle diese Bewältigungsstrategien haben einen erhöhten Selbstfokus zur Folge.

Menschen, die unter Sozialphobie leiden, stellen fest, dass sie in Gruppen ununterbrochen mit dem Gedanken beschäftigt sind, was die anderen über sie denken. Das mag auf den ersten Blick so wirken, als wäre ihre Aufmerksamkeit nach außen gerichtet, aber bei genauerer Betrachtung sieht man, dass das Gegenteil der Fall ist.

Sie machen sich zwar Sorgen, was andere über sie denken, aber in Wirklichkeit kreisen sie ausschließlich um ihre Angst und ihre *eigenen* Gedanken. Das bedeutet, dass der Gegenstand, der sie *beschäftigt (ihre Angst)*, und der Gegenstand, über den sie sich *Sorgen macht (was die anderen denken)*, nicht derselbe ist. Das eine findet im Innen statt, das andere im Außen.

Mir ist es an dieser Stelle sehr wichtig zu betonen, dass ein verstärkter Selbstfokus nichts mit Selbstverliebtheit, Selbstüberschätzung und einer Gleichgültigkeit anderen gegenüber zu tun hat. Es ist eine Strategie, um mit den unguten Gefühlen umzugehen, damit man Überschuss hat und auch im Außen agieren kann. Die Rechnung geht leider nicht auf.

Menschen, die an Angsterkrankungen leiden, sehen und hören nicht viel von ihrer Umwelt. Sie sind nämlich hauptsächlich mit ihren Symptomen und den furchtbaren Schreckensszenarien in ihrem Kopf beschäftigt.

Hallo CAS!

Um ein Gefühl dafür zu bekommen, was genau dieses CAS ist, möchte ich dich dazu einladen, eine kleine Übung zu machen. Es gibt sie auch als Audioübung, siehe Seite 271.

» Setz dich bequem hin.

» Stimmungsskala: Wie groß ist deine Angst auf einer Skala von -10 bis +10?

  (-10: besonders schlechte Stimmung und sehr große Angst bis +10: besonders gute Stimmung und sehr wenig Angst)

» Schließ die Augen und denk an ein Problem, das dich gerade sehr beschäftigt und quält.

» Analysiere das Problem, mach dir Sorgen darüber und grübele.

» Bleib etwa zwei Minuten dabei und mach dir so viele Sorgen wie möglich.

» Dann halte an und überprüfe, wie deine Laune jetzt aussieht. Wie groß ist deine Angst nun auf einer Skala von -10 bis +10?

Wahrscheinlich geht es dir jetzt wie den meisten und deine Stimmung ist um ein, zwei Punkte gesunken – vielleicht auch noch mehr. Ganz gleich, ob du davor in guter, mittelmäßiger oder schon schlechter Stimmung warst.

Dein CAS zu aktivieren, hat keine zwei Minuten gedauert. Und du konntest den Effekt sofort spüren. Stell dir vor, du wärest stundenlang »im CAS«, jeden Tag. So geht es Menschen mit einer Angsterkrankung – man kann sich gut vorstellen, wie erdrückend und lähmend das ist.

Deine Stimmung hat sich verschlechtert, ganz gleich, was

um dich herum geschehen ist. In deinem Leben wird es in den zwei Minuten der Übung kaum merkbare Veränderung gegeben haben. Du hast es also aus eigener Kraft geschafft, deine Stimmung in den Keller zu bringen.
Gelungen ist dir das, indem du dir besonders viel Sorgen gemacht hast. Geholfen hat dir dabei die mittlere Ebene deines Gedankenuniversums. Auf dieser Ebene greifen die Strategien deines CAS.

DIE FÜNF BEWÄLTIGUNGSSTRATEGIEN IM CAS

Wir teilen die Strategien und Reaktionsmuster im CAS in fünf Gruppen ein.

Die ersten vier finden nur auf kognitiver Ebene statt, es sind Gedankenstrategien. Niemand kann es sehen, wenn wir auf diese Denkgewohnheiten zurückgreifen und sie einsetzen. Wichtig: Auch Gedanken sind Angewohnheiten, die wir erlernen und wieder verlernen können.

Die fünfte Gruppe von Strategien hingegen umfasst Angewohnheiten, die man sehen kann. Sie manifestieren sich auf einer physischen Ebene als Handlung oder Verhalten und haben dasselbe Ziel wie die anderen vier: die Bewältigung negativer Gedanken.

1. **Sich-Sorgen**
2. **Grübeln**
3. **Weiteres ungeeignetes Denkverhalten**
4. **Gefahrenkontrolle**
5. **Ungeeignetes Verhalten**

SICH-SORGEN

Was wäre, wenn …?

Kennst du das, wenn sich deine Gedanken im Kreis drehen, du deine Sorgen nicht anhalten kannst, sie aber auch zu nichts führen? Dann hast du dich auf die Jagd nach Erlösung gemacht, die es so aber nicht geben wird. Sorgen gehören zu den Archetypen des CAS. Natürlich machen sich nicht nur Menschen Sorgen, die an einer Angsterkrankung leiden. Vielmehr tun das alle, aber eben nicht so exzessiv. Allerdings machen sich auch Menschen mit anderen psychischen Leiden unverhältnismäßig viele Sorgen und entwickeln dadurch noch zusätzlich zu ihren Beschwerden Angstsymptome.

Henne oder Ei?

Angst und Sorgen stehen in unserer Wahrnehmung in einem ähnlichen Verhältnis zueinander wie die Henne und das Ei bei der philosophischen Frage: Was war zuerst da? Traditionell betrachtet standen die Sorgen bei Angsterkrankungen auf derselben Stufe wie andere Symptome: Druck auf der Brust, Schwindel und Atemnot. Wenn der Arzt bei ausreichend vielen Symptomen einen Haken setzen konnte, erhielt der Patient die Diagnose »Angststörung«.

Um die Angst zu lindern, wurde eine Gesprächstherapie verschrieben, in der sich Therapeut und Patient auf die Suche nach Ursachen machten. Wenn man keine konkreten Probleme im Leben des Patienten finden konnte, sah man das Unterbewusste oder ein chemisches Ungleichgewicht im Gehirn als Verursacher an. Auf diese Weise konnte sich die Therapie, begleitet von Psychopharmaka, unendlich hinziehen. Verschwanden die Sorgen, galt die Angst als besiegt.

Diesen Ansatz stellt die Metakognitive Therapie auf den Kopf, indem sie behauptet, dass *Sorgen nicht zu den Angstsymptomen gehören*. In Wirklichkeit ist es genau andersherum. *Die Angst ist ein*

Symptom unseres Sorgens. Deshalb muss auch nicht die Angst behandelt, sondern die Angewohnheit, sich Sorgen zu machen, verlernt werden. Diese metakognitive Botschaft sorgt regelmäßig für Erschütterung in der Welt der etablierten Therapeuten und Therapeutinnen. Denn sie verabschiedet sich von den wissenschaftlichen Dogmen und Ansätzen. Sie führt auch zu Enttäuschung bei einigen Menschen, weil sie sich von zentralen kausalen Wirkungszusammenhängen abwendet. Bei den meisten aber löst dieser neue Ansatz Hoffnung und Optimismus aus.

Die Botschaft rüttelt an den Grundfesten unseres Verständnisses von Angst und war der Startschuss für einen Paradigmenwechsel in der Behandlung von Angsterkrankungen. Unsere Angst braucht keine Therapie. Wir müssen nur aufhören, uns Sorgen zu machen.

Was wäre, wenn …?

Die Sorgen melden sich als innere Monologe, in denen sich Betroffene mögliche negative Szenarien ausmalen. Charakteristisch daran ist, sich einen Haufen Fragen zu stellen und nach Antworten zu suchen:

Was wäre, wenn ich das nicht schaffe? Was, wenn ich keine Kinder bekommen kann? Werde ich für immer allein sein? Was übersehe ich? Was ist, wenn ich meinen Job verliere? Was soll ich nur tun? Was werden die anderen denken?

Das Sorgenpotenzial ist für uns alle – zumindest theoretisch – grenzenlos. Wir können uns über große und essenzielle Dinge des Lebens wie Leben, Tod und Identität Sorgen machen. Und wir können uns auch darüber sorgen, ob der Bus pünktlich oder die Pfeffermühle bald leer sein wird.

Die Sorgen über die kleinen Dinge können genauso schwer wiegen wie die über die großen. Vor allem, wenn wir aus dem Sorgenmachen eine Gewohnheit gemacht haben. Wir wünschen uns, dass alles so gut wie möglich verlaufen möge. Gleichzeitig aber schauen wir uns »zur Sicherheit« die Optionen an, die schiefgehen könnten und die wir gerne vermeiden würden.

Die Betroffenen haben es sich zur Gewohnheit gemacht, sich ständig zu sorgen. Der Gegenstand wechselt zwar, aber die Gedanken und Gefühle, die Angst und die Unruhe sind unveränderte Begleiter.

Die Rechnung geht nicht auf

Sich-Sorgen ist eine Strategie, die in die Zukunft gewandt ist: Man richtet seine Gedanken auf mögliche, zukünftige Probleme und deren Bewältigung. Das Ziel ist es eigentlich, sich auf die Bewältigung vorzubereiten und so Sicherheit und Geborgenheit zu vermitteln. Leider wird durch die Konzentration auf die möglichen Gefahren das genaue Gegenteil erzeugt.

Wenn man immer mit Sorgen beschäftigt ist, erzeugt es Angst und führt zu Ausbildung von Symptomen. Dein Körper reagiert, als wärest du wirklich in Gefahr, ihr gar ausgeliefert. So wie du, wenn du einen Film ansiehst, deine Fäuste ballst und die Luft anhältst, weil deine Heldin durch verlassene Straßen läuft und von einem Mörder verfolgt wird.

Die Sorge um einen potenziellen Bombenangriff löst die physiologischen Reaktionen im Körper aus: Puls und Muskeltonus steigen, dir wird übel, schwindelig oder heiß. Das sind instinktive Mechanismen, die zu Kampf oder Flucht befähigen, wenn wir mit einer Gefahr konfrontiert sind.

Dein Gehirn bereitet dich aufs Handeln vor, als wäre die Gefahr tatsächlich eingetreten oder würde gleich eintreten. Da die Gefahr aber nur in deinen Gedanken existiert, ist die einzige Folge, dass es dir schlecht geht. Man kann sich keine Sorgen machen, ohne Angst zu empfinden, sie ist eine logische Konsequenz deiner Gedanken und der Reaktionen deines Körpers. Dieser Mechanismus ist das Ergebnis der menschlichen Evolution und sichert unser Überleben.

Wir mobilisieren mit dieser Reaktion einen Überschuss an Energie, die uns physisch und psychisch die Kraft verleiht, die Gefahrensituation zu meistern. Ob wir nun auf einem ganz schmalen Steg über eine tiefe Schlucht balancieren oder einer aggressiven Person gegenüberstehen. Und egal, ob die Gefahr real ist oder nur in unserer Fantasie existiert.

Die so mobilisierte Energie bringt Körper und Geist in die Lage, uns für den Kampf oder die Flucht zu entscheiden und damit unsere Chancen zu erhöhen, die außergewöhnliche und bedrohliche Situation zu bewältigen.

Aber unser System macht keinen Unterschied, ob die Gefahr real oder ein Fantasieprodukt ist. Du reagierst mit Angstgefühlen, ob du einer akuten physischen Gefahr gegenüberstehst oder dich »nur« ins Onlinebanking eingeloggt hast, weil du dir am Monatsende Sorgen über deine Finanzen machst. Deshalb ist es praktisch unmöglich, die Angst zu regulieren, solange du dir Sorgen machst. Diese Rechnung geht nicht auf.

Das Sich-Sorgen ist eine ungeeignete Denkgewohnheit, die sich auf Gefahren und Bedrohungen konzentriert. Es ist eine Bewältigungsstrategie, die sich nicht auszahlt, sondern unweigerlich zu noch mehr Angst führt.

Worüber machen wir uns Sorgen?

Es gibt Sorgen, die sehr realistisch wirken. Wenn wir uns zum Beispiel Sorgen darüber machen, dass wir unseren Job verlieren könnten, ist das mitten aus dem Leben gegriffen und äußerst relevant. Es ist kein Spaß, arbeitslos zu werden, und theoretisch *kann* das auch jederzeit passieren.

Und weil viele Sorgen für die meisten von uns verständlich und nachvollziehbar sind, herrscht auch eine breite soziale Akzeptanz und Empfänglichkeit für Sorgen. Die meisten finden, dass sie normal sind und man ihnen Gehör schenken sollte.

Deshalb leihen wir gerne ein Ohr für die Sorgen anderer und erzählen auch von unseren. Nur meistens geht es niemandem danach wirklich besser. Die Sorgen führen ihr Leben unbeeindruckt weiter – jetzt nur in Form des Austausches.

Wir leisten unseren Mitmenschen also quasi einen Bärendienst, wenn wir uns ihre Sorgenspiralen stundenlang anhören. Und das gilt andersherum genauso, wenn uns nickend und verständnisvoll zugehört wird, während wir uns in alle Katastrophen reinsteigern, die eintreten könnten.

Die Vermutung, dass Menschen mit Angsterkrankungen auch mehr Anlässe haben, sich Sorgen zu machen, trifft nicht zu.

Es gibt jene, die mit großen Problemen konfrontiert sind, weil sie zum Beispiel eine schwere Krankheit haben, sich aber bewusst dafür entscheiden, sich keine Sorgen zu machen. Denn sie wollen das Beste aus dem verbleibenden Rest ihres Lebens machen. Andere wiederum haben einen Pickel auf der Nase und denken rund um die Uhr an nichts anderes als ihr Aussehen und entwickeln akute Angstsymptome.

Natürlich ärgert sich jeder über einen dicken Pickel auf der Nase, aber das Ausmaß des Sich-Sorgens kann extrem variieren. Wie kann das sein?

Es liegt an unseren ungeeigneten metakognitiven Überzeugungen, die verhindern, dass wir die Sorgen nicht einfach sein lassen können. Sie vermitteln uns, dass es nicht nur unmöglich, sondern geradewegs gefährlich sein könnte, wenn wir unsere Sorgen ziehen lassen und stattdessen Spaß haben. Warum das so ist, erfährst du im Kapitel über die metakognitiven Überzeugungen.

Sich-Sorgen erschöpft uns

Sorgen *verstopfen* unser Gehirn. Sie nehmen Platz im Arbeitsspeicher des Computers in Anspruch und dadurch sind die Ressourcen für anderes beschränkt.

Sie verstopfen auch, wenn du sie nur im Hintergrund laufen lässt und dabei vordergründig etwas anderes tust. Aber vor allem ballern sie alles zu, wenn du *all in* gehst und die gesamte Kapazität deines Computers einsetzt, um zu verstehen, zu analysieren und zukünftige Probleme zu lösen.

Es verbraucht große mentale Ressourcen, alles zu durchdenken. Es ist anstrengend, erschöpfend und laugt dich aus. Sich-Sorgen nimmt so viele deiner kognitiven Ressourcen in Anspruch, dass kaum noch welche übrig bleiben, um die Dinge des wirklichen Lebens wahrzunehmen und sich auf das zu konzentrieren, was direkt vor deiner Nase passiert.

Leider deuten viele Betroffene ihre Erschöpfung und Gedächtnis- und Konzentrationsschwächen falsch. Sie lesen die Symptome als Anzeichen für eine schwere Krankheit oder als Beleg dafür, den Verstand zu verlieren. Und sie erkennen nicht, dass ihre Sorgen die eigentlichen Symptome sind. Mir ging es genauso.

Ich fasse es noch einmal so zusammen: Die Sorgen versetzen uns in eine Stresssituation. Wir versuchen verzweifelt, unsere Probleme zu lösen und uns gegen Gefahren zu schützen, haben aber am Ende nur Energie und Zeit für die Probleme und die Gefahren und für *nichts anderes* mehr.

Sorgen erzeugen Angst und verhindern, dass unsere Psyche zur Ruhe kommt. Und weil wir durch die Sorgen aufgewühlt sind, wagen wir es nicht, die Sorgen abzulegen. Ein Teufelskreis.

Sich-Sorgen löst keine Probleme

Viele Betroffene verwechseln das Sich-Sorgen mit Problemlösung. Ein Problem löst man aber nicht, indem man sich auf potenzielle Gefahren und *Worst-Case-Szenarien* konzentriert und Lösungen für Probleme sucht, die noch gar nicht entstanden sind.

Was ist, wenn ich es nicht schaffe? Was, wenn mir gekündigt wird? Und wenn ich verlassen werde, was dann?

Diese Probleme existieren noch nicht, vielleicht werden sie niemals auftreten! Möglicherweise wird dir niemals gekündigt werden. Außerdem ist dein:e Partner:in die Treue in Person. Aber selbst wenn das Risiko groß ist, dass eines der Schreckensszenarien eintritt, wäre es dann sinnvoll, sich das Schlimmste vorzustellen? Woher weißt du, dass du dir über das Richtige Sorgen machst?

Natürlich wird es tatsächliche Probleme in deinem Leben geben, die du lösen musst. Wenn sie gelöst werden können, was nicht für alle zutrifft. Aber die wahren Probleme kannst du meistens besser lösen, wenn du dir nicht schon im Voraus Sorgen machst und dich auf die negativsten Optionen konzentrierst.

Sorgen rauben dir Energie, beschneiden deine Ressourcen und hindern dich daran, den Überblick zu bewahren. Sagen wir mal, dir wurde die Wohnung gekündigt und du musst innerhalb von einem Monat ausziehen. Ist es sinnvoll, in Sorgen zu versinken? Nein! Viel besser ist es doch, deine Energie darauf zu verwenden, dir einen Plan zur Lösung deines Problems auszudenken.

Nur eine schlechte Angewohnheit

Sich-Sorgen ist eindeutig keine erfolgversprechende Bewältigungsstrategie. Tatsächlich verdirbst du dir nur dein Leben, wenn du deine Zeit damit verbringst, dir Sorgen über die Zukunft zu machen. Statt deine Situation zu verändern und konstruktive Lösungen zu finden, vergiftest du dir dein Hier und Jetzt.

Eigentlich ist es doch ganz einleuchtend: Wie soll man seine Angst loswerden, wenn man ununterbrochen an mögliche Gefahren und Katastrophen denkt? Das ist unmöglich. Sorgen sind nutzlos und eben sogar kontraproduktiv, wenn es darum geht, seine Angst zu überwinden.

Darf ich mir jetzt nie wieder Sorgen machen? Doch, natürlich. Aber sinnvollerweise nicht, solange du keine Kontrolle darüber hast. Nehmen wir beispielsweise eine Alkoholikerin, die nicht mehr abhängig sein will und Hilfe sucht, weil sie ihren Alkoholkonsum nicht steuern kann. Kaum ist der Entzug geplant, fängt sie an zu argumentieren: »Ab und zu ein Gläschen am Wochenende oder zu besonderen Anlässen wird ja wohl drin sein. Damit es nicht nur um Verbote, Restriktionen und rigide Regeln geht! Gegen ein schönes Glas Wein kann doch niemand etwas einwenden, da sind viele wichtige Antioxidantien drin.«

Es wäre nicht leicht, diese Argumente zu widerlegen, wenn sie nicht ausgerechnet von einer Alkoholikerin kämen. Gegen Alkohol ist per se nichts einzuwenden, wenn die Voraussetzung gegeben ist, dass man seinen Konsum unter Kontrolle hat. Aber das trifft auf sie nicht zu. Deshalb ist es irrelevant, dass starre Regeln nerven und Wein nicht grundsätzlich schädlich ist – solange man seinen Konsum nicht steuern kann.

Dasselbe gilt für deine Tendenz, dir Sorgen zu machen. Wenn du davon abhängig bist, dir unentwegt Sorgen zu machen, ist *das* deine Herausforderung. Und dann ist es nebensächlich, ob es theoretisch Dinge gibt, über die man sich durchaus ab und zu Gedanken und Sorgen machen kann.

Du musst die Kontrolle über deine Angewohnheit haben, dir Sorgen zu machen. Deine Mission ist die Erkenntnis, dass du die Kontrolle hast. Ganz gleich, ob es Umstände gibt, über die du dir Sorgen machen kannst oder nicht. Wenn du weißt, dass du so deinen Geist kontrollieren und beruhigen kannst, wird sich deine Angst automatisch und signifikant verringern.

Leidest du unter ständiger Angst, ist es wichtig, dass du deine Sorgen begrenzt und ihnen eine feste Struktur gibst. Diese Struktur erarbeitest du dir mit meinem Programm.

GRÜBELN

Warum?

Sobald du immer wieder zurückblickst und versuchst, ein Problem zu bearbeiten und zu analysieren, grübelst du. Das Grübeln gehört wie das Sich-Sorgen zu den ungeeigneten Denkgewohnheiten, die um persönliche Probleme kreisen.

Während sich die Sorgen auf die Zukunft beziehen, richtet sich das Grübeln hauptsächlich auf die Gegenwart und die Vergangenheit. Wir grübeln über Erlebtes und stellen eine Menge Warum-Fragen, um es zu analysieren und zu bearbeiten.

Warum bin ich immer so traurig? Was ist bloß los mit mir und was kann ich tun? Warum geht es mir nicht besser? Warum hat er das gesagt? Hätte ich anders handeln sollen? Warum gerate ich immer wieder in dieselbe Situation? Was soll ich nur mit meinem Leben anfangen?

Das Grübeln ist auch ein innerer Monolog in Form von Fragen, wie bei dem Sich-Sorgen. Der große Unterschied ist der Gegenstand, mit dem man sich beschäftigt, und somit auch die emotionale Konsequenz und Reaktion darauf.

Wenn wir uns Sorgen machen, konzentrieren wir uns auf Gefahren, und das führt zu Angst. Wenn wir grübeln, denken wir an Fehlschläge, Verluste, Fehler und Unzulänglichkeiten, und das führt – keine große Überraschung – zu Traurigkeit und depressiven Gefühlen.

Obwohl es in diesem Buch um Angst geht, gehe ich hier auch auf das Grübeln ein, weil viele Betroffene *auch* grübeln und zusätzlich zu ihrer Angsterkrankung häufig auch depressive Gefühle entwickeln. Was nicht weiter verwundert: Wer unter Angst leidet, kann seine Gedanken nicht steuern und deshalb auch das Grübeln über seine »ausweglose Situation« nicht sein lassen.

Grübeln ist eine Handlung

Wir grübeln, um schwierige Gedanken oder Gefühle zu bearbeiten. Wir grübeln darüber, warum wir uns so leer fühlen und so traurig sind. Was wir tun könnten, um diesen Zustand zu lindern. Wer grübelt, will verstehen und einen Sinn entdecken.

Aber auch hier geht die Rechnung nicht auf. Man findet so weder Antworten noch Klärung, sondern nur zusätzliche dunkle Gedanken und Gefühle, weil sich das Gedankenkarussell immer und immer wieder um das Dunkle und Schwere dreht.

Das Grübeln ist *die Ursache und nicht die Lösung* psychischer Erkrankungen. Für den Grübelnden ist dieser Mechanismus weitestgehend unsichtbar. Während wir grübeln, empfinden wir die Gedankenspiralen als einen sinnvollen und notwendigen Prozess und nicht als etwas, was uns nur traurig macht.

Ich wiederhole an dieser Stelle nochmals: Grübeln und Sich-Sorgen sind *Aktivitäten deiner Gedanken.*

Wenn du grübelst, bist du sicher von der Bedeutsamkeit der Thematik überzeugt. Zum Beispiel willst du herausfinden, warum du verlassen wurdest oder ob du eine gute Mutter oder ein guter Vater bist. Aber nicht der Gegenstand deines Grübelns bestimmt, ob man von grübeln spricht. Es ist der Prozess.

Du grübelst, wenn du für eine längere Zeit die immergleichen Gedanken wälzt und dich dabei im Kreis um Niederlagen, Fehler und Verluste drehst. Das Problem bei diesem Prozess ist, dass er das Gefühl von Hoffnungslosigkeit auslöst und deine Stimmung drückt.

Auf diesem Weg verstärkt das Denken die depressiven Symptome und dir geht es immer schlechter.

Wer zu viel denkt, wird krank

Das Überdenken, also übermäßiges Denken, ist die Folge vom Sich-Sorgen und Grübeln. Wenn du das Denken nicht steuern kannst, geht es dir schlecht und du entwickelst Symptome.

Wenn du dir sehr viele Sorgen machst, bekommst du Angstsymptome. Wenn du grübelst, wirst du traurig und depressiv. Wir können festhalten, dass der Gegenstand deines Überdenkens bestimmt, welche Symptome wir entwickeln und somit welche Erkrankung wir bekommen. Wenn wir nicht zu viel denken, werden wir also gar nicht erst krank.

Mein Überdenken hat in mir Angstsymptome ausgelöst. Ich bin nach wie vor eher der Typ, der sich Sorgen macht, anstatt zu grübeln. Aber da ich meine Gedanken unter Kontrolle habe, entwickele ich heute keine Angstsymptome mehr.

WEITERES UNGEEIGNETES DENKVERHALTEN

Gedankenunterdrückung oder -zensur

In der dritten Gruppe der CAS-Strategien sammele ich die übrigen ungeeigneten Methoden, mit denen wir unsere Gedanken beeinflussen wollen.

Aber auch diese befreien die Betroffenen nicht von ihrer Angst, vielmehr halten sie so an ihr fest.

Die Strategien verfolgen alle auf unterschiedliche Weise das Ziel, Gedanken zu unterdrücken, zu korrigieren oder zu zensieren. Welche Methoden es sonst noch gibt, dazu gleich mehr.

Jetzt möchte ich ein kleines Experiment mit dir machen, das dir hoffentlich eine Sache verdeutlicht: Es ist unmöglich, gleichzeitig etwas aus seinem Bewusstsein zu verbannen *und* davon gänzlich frei zu sein. Stell dir vor, dass vor der Tür jemand steht und du diese Person auf keinen Fall reinlassen willst. Der Raum, in dem du dich befindest, ist dein Bewusstsein und die Person verkörpert deine unerwünschten Gedanken.

Was passiert, wenn du dich gegen die Tür stemmst, damit die Person nicht ins Zimmer kommen kann? Richtest du dadurch viel oder wenig Aufmerksamkeit auf die Person, die vor der Tür steht? Bist du wirklich von ihr befreit?

Stell dir jetzt vor, die Tür steht offen und du richtest deine Aufmerksamkeit auf etwas Bedeutsameres. Vielleicht liest du gerade ein Buch oder du kochst etwas Leckeres – was auch immer, das spielt keine Rolle.

Die unerwünschte Person kann den Raum betreten und ihn wieder verlassen, ohne dass du dafür Energie aufwenden musst. Deine unerwünschten Gedanken können durch dein Bewusstsein schlendern, wie es ihnen gefällt. Du hast dich entschieden, deine Aufmerksamkeit auf etwas anderes zu richten, einerlei ob sie gerade im Raum oder schon wieder gegangen sind.

Wann sind Wespen am wenigsten schlimm? Wenn du panisch vor ihnen davonläufst? Wenn du so tust, als wärst du *cool*, hättest kein Problem damit, aber innerlich gelähmt vor Angst bist?

Eigentlich sind sie am wenigsten schlimm, wenn man sie und die Angst vor ihnen ziehen lässt und seine Energie auf etwas anderes richtet. Du weißt bestimmt, dass das Risiko, gestochen zu werden, erheblich sinkt, wenn man sich ruhig verhält und sich seiner ursprünglichen Aktivität zuwendet.

Unterdrückung von Gedanken

Eine weitere Strategie, um negative Gedanken zu bewältigen, ist der Versuch, sie zu unterdrücken. Wenn sich zum Beispiel der Gedanke meldet, dass die Party, die wir gerade planen, bestimmt der Flop des Jahrhunderts wird – mit schlecht gelaunten Gästen und zusammengefallenem Soufflé –, dann schieben wir den Gedanken einfach beiseite.

Die Begründung ist, dass der Gedanke unangenehm ist. Wir fühlen uns unwohl und wollen ihn deshalb loswerden. Eine andere Begründung könnte auch sein, dass sich das Risiko einer Katastrophe erhöht, wenn wir daran denken.

Wir haben Angst vor der »sich selbst erfüllenden Prophezeiung«, deren Wirksamkeit bisher nicht erwiesen werden konnte. Das Soufflé fällt nicht in sich zusammen, nur weil wir es befürchten. Unsere Gedanken haben keine magischen Kräfte und keinen Einfluss auf das Geschehen außerhalb unseres Gehirns. Gedanken benötigen ein Gehirn, um existieren zu können. Und sie können sich auch nur dort entfalten.

Das Problem mit der Unterdrückung von Gedanken ist dasselbe wie mit allen CAS-Strategien. Sie haben paradoxe Konsequenzen. Die Gedanken, die wir eigentlich loswerden wollen, wachsen und werden mehr.

Das Phänomen wird *ironic rebound* (ironische Prozesse) genannt und beschreibt, was in deinem Gehirn passiert, wenn du versuchst, einen Gedanken aus deinem Bewusstsein zu verbannen. Ich gebe dir ein Beispiel:

Eines Tages bekam ich eine Mail vom Gesundheitsamt, in der mir mitgeteilt wurde, dass ich vor etwa zehn Jahren die Impfempfehlung ignoriert und meinen damals vierjährigen Sohn nicht gegen Masern, Mumps und Röteln hätte impfen lassen. Ich war beschämt und wütend auf mich, wie ich uns nur so eine wichtige Impfung hatte entgehen lassen können.

Obwohl es mir peinlich war, überwog meine Dankbarkeit, dass im dänischen Gesundheitssystem diese automatische Kontrolle eingebaut ist. Auf diese Weise konnte ich *damage control* betreiben und meinen Sohn nun noch nachträglich impfen lassen.

Es stellte sich kurz darauf heraus, dass er während eines Krankenhausaufenthaltes doch zeitgerecht geimpft worden war. Dies war nur nicht ordnungsgemäß registriert worden. Puh!

Das änderte nichts an der Tatsache, dass der vermeintliche Fehler vom Kontrollbackupsystem erkannt und vermerkt wurde.

Die Gedankenpolizei

Dieses Kontrollsystem greift auch, wenn du dein Gehirn aufforderst, *nicht* an etwas Bestimmtes zu denken. Und das hat leider ungünstige Konsequenzen.

Für die Gebäudesicherheit, in der Mechanik und Elektronik sind diese Kontrollmechanismen genial. Der Alarm springt sofort an, wenn dein Wagen zu wenig Bremsflüssigkeit hat, wenn das Atemgerät eines Patienten ausfällt oder der Fahrstuhl zwischen zwei Stockwerken stecken bleibt. Für unser Gehirn ist das System aber eine Katastrophe.

Du willst beispielsweise nicht daran denken, dass dein Kind im Straßenverkehr getötet werden könnte. Damit ist schon alles gesetzt.

Sobald dein Bewusstsein versucht, deine Aufmerksamkeit von den schmerzhaften Gedanken abzulenken, springt das Kontrollsystem an. Deine Gedankenpolizei tritt ihren Dienst an und patrouilliert systematisch durch deine Gedanken auf der Suche nach Systemfehlern.

Bei der geringsten Gefahrenmöglichkeit schlägt sie Alarm. Aber das ist nicht das größte Problem.

Das weitaus größere Problem ist nämlich, dass die Gedankenpolizei ihre Aufmerksamkeit voll und ganz auf die Gefahren richten muss, die sie verhindern soll. Und zack, schon sind die bedrückenden Gedanken wieder in deinem Bewusstsein.

Wenn du etwas verhindern willst, musst du unablässig überprüfen, dass es nicht eintritt, und erreichst dadurch genau das Gegenteil. Deshalb tauchen in unserem Bewusstsein auch plötzlich viel mehr »rosarote Elefanten« auf, wenn wir versuchen, nicht an sie zu denken, als wenn sie uns egal sind.

Du hast das eigentliche Problem wahrscheinlich schon erkannt: Wir greifen in das Selbstregulierungssystem unseres Geistes ein und verhindern den natürlichen Themenwechsel unserer Gedanken.

Während wir uns beim Sorgen auf unangenehme Gedanken konzentrieren, versuchen wir mit dieser Bewältigungsstrategie das Gegenteil zu erreichen. Wir versuchen, diese Gedanken zu ignorieren, aber leider gelingt das auch nicht.

Katastrophengedanken

Diese ironischen Prozesse sind die Ursache dafür, dass es den Menschen mit einer Angsterkrankung *nicht* besser geht, wenn sie versuchen, ihre Gedanken zu unterdrücken. Das Gegenteil kann passieren und sie werden besessen von ihren Katastrophengedanken, die sie sich selbst verbieten.

Der Mechanismus hat eine unglaubliche Kraft. Studien haben beispielsweise ergeben, dass homophobe heterosexuelle Männer eine wesentlich stärkere Erektion bei homosexuellen Pornos bekommen als Homosexuelle.

Diese heterosexuellen Männer, die sich mit dem Gedanken an Homosexualität schwertun, verbieten sich positive Gedanken oder Gefühle, wenn sie sich Männer beim Sex vorstellen oder sehen. Und genau aus diesem Grund kommt es zu deren starken unerwünschten Reaktionen.

Die Gedankenpolizei ist ununterbrochen im Einsatz, welche Gedanken wir auch verhindern wollen. Sie werden mit voller Wucht in unser Bewusstsein zurückgeschleudert. Wir können sie nicht ausschalten, unverdrossen macht sie sich auf die Suche nach Gefahren, bis wir den Befehl zurückziehen, bestimmte Gedanken zu vermeiden.

Es gibt nur eine einzige Möglichkeit, um diesen Prozess zu unterbinden: Wir müssen die Kontrolle über unsere Gedanken aufgeben. Wenn wir sie in Ruhe lassen und uns weder permanent mit ihnen beschäftigen noch sie vermeiden, können wir ihnen entkommen und ihnen die Macht nehmen.

Kein Wort über den Krieg!

Am Ende noch ein Beispiel möglicher Konsequenzen der Gedankenkontrolle. Vielleicht erinnerst du dich an John Cleese in der Rolle des Basil Fawlty in der britischen Sitcom-Serie *Fawlty Towers*?

In einer legendären Szene geht es um eine Gruppe von deutschen Gästen, die im Hotel eingecheckt haben. Basil ermahnt alle anderen Gäste, bloß kein Wort über den Krieg zu verlieren.

Daran halten sich auch alle, denn sie haben Basils Ratschlag in der nächsten Sekunde wieder vergessen. *Warum* sollten sie auch über den Krieg sprechen? Das war gar nicht ihr Thema, noch interessierte sie das Wohlergehen der deutschen Gäste.

Basil hingegen beschäftigt es sehr, wie unangenehm das Thema für seine deutschen Gäste sein muss, und er will kein Wort über den Krieg fallen lassen. Als Konsequenz spricht er ausschließlich darüber, von Krieg, Konzentrationslagern und Judensternen, während er ihnen Suppe bringt, Wein einschenkt und so weiter.

Es gipfelt im Hitlergruß und einer Runde im Marschschritt, während er mit dem Zeigefinger Hitlers Oberlippenbart imitiert. Man kann an dieser Stelle getrost sagen, dass seine Strategie total gescheitert ist. *Ironic rebound* gewinnt immer.

Alternative Gedanken

Eine weitere Strategie, um die Gedanken zu kontrollieren, ist die Umdeutung negativer Gedanken in realistischere und friedlichere, indem man sie differenzierter und optimistischer formuliert oder neue Aspekte oder Perspektiven einnimmt.

In der klassischen kognitiven Verhaltenstherapie werden die Therapeuten angehalten, den Wahrheitsgehalt der negativen Gedanken ihrer Patienten infrage zu stellen. So sollen sie zur Einsicht gelangen, dass sie sich irren.

Wenn du dir zum Beispiel Sorgen machst, ob du eine gute Mutter, ein guter Vater bist, würde dein Therapeut mit dir überprüfen, was für, was gegen diesen Gedanken spricht, und ihn durch einen realistischeren ersetzen. Viele Menschen mit Angsterkrankungen haben sich diese Vorgehensweise angewöhnt, um ihre Gedanken zu überprüfen und die unangenehmen Gedanken umzuformulieren.

Zum Beispiel könnte man den Gedanken, keine gute Mutter oder kein guter Vater zu sein, in neuen Versionen ausdrücken: Ich bin die meiste Zeit eine gute Mutter oder ein guter Vater. Ich gebe mein Bestes. Am wichtigsten ist doch, dass ich mein Kind liebe.

Das eigentliche Problem aber bleibt, weil du dich ununterbrochen mit diesen negativen Gedanken und Sorgen beschäftigst. Du verlängerst quasi ihre Haltbarkeit, indem du neue Argumente sammelst und sie in eine vermeintlich rationale Aussage einbaust.

Du errichtest dadurch nur neue Gedankenkonstrukte und Optionen, um neue Sorgen abzuspeichern.

Hinter den Bestrebungen, die negativen Gedanken zu prüfen und zu mäßigen, steckt die Überzeugung, dass sie das Problem und die Ursache von psychischen Erkrankungen sind. Aber das stimmt so nicht.

Negative Gedanken sind ungefährlich

Es gibt durchaus unangenehme und lästige Gedanken, aber alle Gedanken, auch die negativen, sind ungefährlich und sind natürliche Bestandteile menschlichen Bewusstseins.

Sie sind lediglich Ausdruck dafür, dass uns etwas wichtig ist. Wir wollen gute Eltern für unsere Kinder sein, weil sie uns wichtig sind und wir sie lieben. Deshalb achten wir besonders auf Anzeichen und Hinweise, dass wir *keine* guten Eltern sind.

Aber wenn wir die negativen Gedanken nicht ertragen, die sich von Zeit zu Zeit melden, wenn wir sie nicht weiterziehen lassen, damit sie von ganz allein verschwinden, sondern versuchen, sie zu kontrollieren, dann geht das gründlich schief. Damit erhöhen wir nur unsere Wachsamkeit, sind in unseren Gedanken ständig auf der Jagd nach möglichen Gefahren.

Ziel ist, möglichst schnell und effektiv einzugreifen, wenn wir »feindliche« Gedanken ausmachen, und sie in ungefährliche umzuformulieren, die unsere mentale Stabilität nicht bedrohen. Einige entwickeln auf diese Weise geradezu eine Besessenheit, Gedanken auszusortieren und abzuwandeln.

Bei Tausenden von Gedanken, die wir täglich haben, ist das eine nicht zu bewältigende Aufgabe. Wir können unsere Gedanken nicht steuern, und wenn wir das trotzdem versuchen, erzeugen wir dadurch neue Zweifel. Haben wir die richtigen alternativen Gedanken formuliert? Sind vielleicht doch negative Gedanken durch das Sicherheitsnetz geschlüpft?

Weitaus sinnvoller ist die Erkenntnis, dass es gar keine Gedanken gibt, vor denen wir uns schützen müssen. Du kannst ein erfülltes Leben mit positiven und negativen Gedanken führen, ohne von ihnen krank zu werden. Den spontanen Gedanken musst du nicht immer deine Aufmerksamkeit schenken.

Positives Denken

Eine weitverbreitete Form der Gedankenmanipulation ist das positive Denken. Man hofft, dass es einem besser geht, wenn man die Energie seiner Gedanken ändert.

Es ist richtig, dass unsere Gefühle auf den Inhalt unserer Gedanken reagieren. Deshalb liegt die Folgerung nahe, dass wir positive Gedanken bekommen, wenn wir positive Gedanken haben. Leider geht diese Logik nicht auf, weil auch das eine Form der Gedankenkontrolle ist.

Durch die Manipulation von negativen zu positiven Gedanken löst du einen ironischen Prozess aus. Du versuchst bestimmte Inhalte zu vermeiden und aktivierst deine Gedankenpolizei. Wir erinnern uns: Wie die rosaroten Elefanten, an die du nicht denken sollst, tauchen plötzlich überall die negativen Gedanken auf, an die du eigentlich nicht denken wolltest. Und das wiederum verstärkt die Aktivität der Gedankenpolizei.

Viele setzen diese Methode des positiven Denkens ein, weil sie davon überzeugt sind, dass Gedanken die Wirklichkeit beeinflussen können und diese wiederum das spiegelt, was wir uns vorstellen.

Dahinter steht der Glaube an die Macht der Gedanken. Sie sind wie Magnete, die sowohl Gutes, aber auch Schlechtes anziehen können. Deshalb müssen die negativen in positive umgewandelt werden, damit sie nicht noch weitere negative, sondern nur positive anziehen.

Aber Gedanken sind nicht magisch. Niemand stirbt davon, dass du sauer auf ihn bist. Du gewinnst auch keine Millionen, wenn du dir hundertmal am Tag sagst, dass du reich bist. Mit anderen Worten: Du bist nicht, was du denkst! Gedanken sind nur Gedanken und sie können unsere Stimmung beeinflussen. Aber mehr Macht haben sie nicht.

Wenn du die unangenehmen Gedanken loslässt, indem du ihnen weniger Aufmerksamkeit schenkst, verringerst du ihre ohnehin schon geringe Macht. Du verhinderst so, dass sie Angst und Verunsicherung auslösen können. Im Programm wirst du noch mehr darüber erfahren.

Fehler gegen Fehler

Allen Strategien zur Gedankenkontrolle ist gemeinsam, dass sie den einen Fehler mit einem anderen beseitigen wollen. Das eigentliche Problem aber ist das übermäßige Denken. Hier liegt die Crux – und nicht beim negativen, verqueren Inhalt der Gedanken.

Weil wir das Überdenken nicht als Fehler ausmachen, beschäftigen wir uns noch mehr mit diesen Gedanken, statt sie weniger zu beachten. Wir können die Probleme, die unsere Gedanken auslösen, nicht mit noch mehr Gedanken lösen. Im Gegenteil: Wir sollten *weniger* denken.

Es ist ein moderner Mythos, dass es uns kraft unserer Gedanken besser gehen kann, wir statt negativ positiv, vielschichtig statt nur schwarz und weiß denken müssen und wir uns mithilfe von Gedanken vom Denken abhalten können.

Aber wir können uns mithilfe des Denkens nicht von den Gedanken befreien. Wenn du zu viel denkst, musst du lernen, weniger zu denken – indem du die Menge deiner strategischen, strukturierten Gedanken (mittlere Ebene) kontrollierst.

GEFAHRENKONTROLLE

Lieber einmal zu viel als einmal zu wenig

Jeder Mensch hat im Unterbewusstsein eine Art Scanner, der automatisch die Lage prüft, während man mit anderen Dingen beschäftigt ist. Dieses System sichert das Überleben unserer Spezies. Wir lehnen uns zurück und verlassen uns darauf, dass es sich nur bei wirklich wichtigen Dingen meldet.

Aber Angst bewirkt, dass zu viel durchs Netz rutscht. Wir stören das selbstregulierende System und bekommen deshalb andauernd Meldungen. Diese vierte Bewältigungsstrategie im CAS nennen wir *Gefahrenkontrolle.* Wir scannen, überwachen und überprüfen alles auf Gefahren und Bedrohungen.

Du wirst quasi zum CIA-Agenten, der niemals freihat und sich auf nichts und niemanden verlassen kann. Diese übertriebene Wachsamkeit, um keine Gefahren im Innen und Außen zu übersehen, führt zu konstanter Anspannung, zu Angst und einer feindlichen Haltung deiner Umwelt gegenüber.

Wie die anderen CAS-Bewältigungsstrategien führt auch die Gefahrenkontrolle durch ihren übertriebenen Fokus auf Gefahr und Unglück nicht zu Sicherheit und Vertrauen, sondern zu Angst und Ungewissheit. Diese Strategie richtet ihre Aufmerksamkeit entweder nach außen auf die lauernden Gefahren in der Umgebung oder nach innen zu den Gedanken, der Stimmung und dem Körper.

Gefahren im Außen

Soldaten und Polizisten sind Experten für die Gefahrenkontrolle im Außen. Die Strategie ist lebenswichtig, wenn man sich in einem Minengebiet befindet oder in eine Kneipe muss, um einen Streit zu schlichten. Sie ist aber kontraproduktiv, wenn du in der U-Bahn sitzt oder in der Schlange an der Supermarktkasse stehst. Es ist zwar immer sinnvoll, wachsam zu sein, wenn man in einer ungewohnten Umgebung oder unter Fremden ist, aber eine andauernde Kontrolle potenzieller Gefahren ist nicht hilfreich. Statt Sicherheit und Geborgenheit erzeugt die übertriebene Aufmerksamkeit auf die Gefahren Angst.

Du betreibst auch Gefahrenkontrolle, wenn du auf einem Date die Mimik und Körpersprache deines Gegenübers nach Anzeichen für Desinteresse und Abweisung scannst oder auf Veranstaltungen überprüfst, ob du von den Anwesenden übersehen wirst.

Manche gehen regelrecht auf die Suche nach Pech und Unglück, als Beleg dafür, dass sie *immer* den kürzeren Strohhalm ziehen. Der Gegenstand kann variieren, gleich bleibt, dass wir mit dieser Strategie unsere negativen Gefühle und Gedanken verstärken und am Leben erhalten.

Gefahren im Innen

Die innere Gefahrenkontrolle konzentriert sich auf unsere Gedanken, Gefühle und Empfindungen. Wir überprüfen, wie es uns geht, wenn wir morgens aufstehen. Oder beobachten genau, ob wir schon wieder nur negativen Gedanken nachhängen.

Menschen, die schon lange unter einer Angsterkrankung leiden und Panikattacken gehabt haben, wollen sichergehen, dass sie alle

Anzeichen einer bevorstehenden Attacke früh genug erkennen. So ging es auch mir, und das war die schlimmste Zeit.

Wir scannen unsere Gefühle und suchen nach Anhaltspunkten, ob sich unser Zustand verschlechtert, gar ein Rückfall bevorsteht. Wir horchen auf unseren Tinnitus, um einschätzen zu können, wie der Tag werden wird. Uns sind keine Grenzen gesetzt, auf welchen Teil unseres Körpers oder Geistes wir unsere volle Aufmerksamkeit richten wollen.

Da wir mit wachen Sinnen auf der Suche nach inneren Gefahren sind, erhalten wir die Wahrnehmung latenter Gefahr. Wir sind ängstlich und berauben uns selbst unserer Kräfte durch die permanente Überwachung.

Das kann dazu führen, dass wir kaum wahrnehmen können, was im Außen passiert. Wir sind so auf mögliche Symptome fixiert, dass wir kaum einer Unterhaltung folgen können, geschweige denn uns erinnern können, worüber gesprochen wurde.

Die innere und äußere Gefahrenkontrolle erzeugt, wie alle anderen Bewältigungsstrategien, einen Zustand von Unruhe und Angst. Und der benötigt viel Arbeitsspeicher auf deinem inneren Computer. Je mehr Zeit du für deine inneren und äußeren Gefahren verwendest, umso größer ist die Wahrscheinlichkeit, dass du Angst bekommst.

Du musst nicht »nachspüren«, um dich zu spüren

»Ich habe so eine Angst bekommen, weil ich vergessen hatte, nachzuspüren, wie es mir geht.«

Vielleicht hast du selbst oder jemand anderes so einen ähnlichen Satz gesagt, als es darum ging, die Zeit vor der Angsterkrankung zu beschreiben.

Es ist eine weitverbreitete Ansicht, dass eine Angststörung dadurch entsteht, dass man nicht wachsam genug war, um die Anzeichen zu lesen, und deshalb seine eigenen Grenzen permanent überschritten hat. »Nachspüren« ist ein Modewort. Wir sind davon überzeugt, dass wir *natürlich* nachspüren müssen, damit wir wissen, was gut für uns ist.

Intuitiv klingt das vernünftig und richtig, und meine Behauptung, dass Menschen mit einer Angsterkrankung *zu viel nachspüren*, mag dich jetzt verwirren. Das gilt übrigens auch für alle, die unter Stress und Depressionen leiden.

Wenn wir uns das genauer ansehen, zeigt sich nämlich ein ganz anderes Bild. Die Betroffenen haben zu viel und zu oft nachgespürt. Sie haben ihre Gedanken und Gefühle nicht in Ruhe gelassen, sondern ihre ganze Aufmerksamkeit auf Probleme und Herausforderungen gelenkt.

Wir sind von Geburt an in der Lage nachzuspüren. Das müssen wir nicht forcieren. Wir verfügen über ein eingebautes Feedbacksystem, das uns meldet, wenn wir zum Beispiel hungrig, müde, traurig, wütend oder gekränkt sind. Dieses System soll sicherstellen, dass unsere physischen und emotionalen Bedürfnisse gedeckt werden.

Wenn wir uns sagen, dass wir nachspüren müssen, ist damit selten nur das Spüren gemeint. Wir aktivieren unser CAS und zweifeln unsere Wahrnehmung an. Und das untergräbt das Vertrauen in unser Urteilsvermögen.

Wir spüren beispielsweise intuitiv, dass in unserer Liebesbeziehung etwas nicht stimmt. Es ist uns wichtig, deshalb löst das Gefühl Triggergedanken aus:

Ist unsere Beziehung am Ende?

Um nachzuspüren, tauchen wir in den Triggergedanken ein. Wir scannen, sammeln Argumente pro und contra, analysieren – aber vertrauen unserem Bauchgefühl nicht.

Habe ich zu hohe Ansprüche? Liegt es an mir, dass er immer so schlechte Laune hat? Was ist, wenn ich niemals jemand Besseres finde? Werde ich es nicht bereuen, wenn ich jetzt gehe?

Die Verunsicherung übernimmt die Regie und die Gedanken überschlagen sich. Jedes Mal, wenn du nur in die Nähe einer Lösung kommst, melden sich neue Zweifel und stellen alles infrage. Denn man kann keine Antworten finden, solange man zweifelt.

Alles fing an mit einem Gefühl, dass etwas nicht stimmt. Ein negatives Gefühl, das sich von allein meldete. Als Nächstes hast du nachgespürt und begonnen, alles mit einem Fragezeichen zu versehen, was du vorher noch gefühlt hast.

Am Ende konntest du den Wald vor lauter Bäumen nicht mehr sehen und wusstest nicht mehr, wo vorne und hinten ist. Die Angst nahm zu und eine Klärung rückte in unbestimmte Zukunft.

Wenn wir also vom »Nachspüren« sprechen, bedeutet das fast nie, dass wir nicht wissen, wie es uns geht. Wenn wir nachspüren, machen wir uns in der Regel Gedanken über das, was wir intuitiv gespürt haben – und werden im schlimmsten Fall von dieser Analyse unruhig.

Eine schlummernde Bombe

Wenn du andauernd nach Gefahren in deinem Inneren Ausschau hältst, gibst du deinem Gehirn das Signal, dass du eine schlafende Bombe bist, die jederzeit explodieren kann. Was meinst du: Führt das zu weniger Angst oder verstärkt es sie?

Wie sollst du dich geborgen und sicher fühlen und deine Angst loslassen können, wenn du die ganze Zeit wachsam sein musst? Das menschliche Gehirn funktioniert auf diese Weise. Es verstärkt die Hypothese, die es aufgestellt hat. Wenn wir Bedrohungen suchen, dann werden wir welche finden, die wir für gefährlich halten. Und wenn wir unser Inneres scannen und nach Angst suchen, werden wir sehr bald welche haben.

Es ist ganz normal, auch schlechte Tage zu haben. Ob du an einer Angststörung leidest oder nicht. Aber wenn du deine Aufmerksamkeit nicht nach innen lenkst und sie somit nicht an die negativen Gedanken und Gefühle kettest, wird sie sich Neuem zuwenden.

Angekettete Aufmerksamkeit

Die Gefahrenkontrolle fesselt unsere Aufmerksamkeit und wir verharren bei den Gefahren, vor denen wir die größte Angst haben: Krankheit, Unfälle, Abweisung, Verlust und so weiter.

Wir können unsere Aufmerksamkeit auf einen Leberfleck richten, der sich verändert oder eben nicht. Wir können uns auf die Blicke der anderen konzentrieren, die uns kritisch mustern – oder eben auch nicht.

Die metakognitive Forschung hat entdeckt, dass alle Betroffenen einer Angsterkrankung die Tendenz haben, ihre Aufmerksamkeit von Dingen fangen und anketten zu lassen, die ihre Psyche als Bedrohung ausgemacht hat.

Wenn wir unsere Aufmerksamkeit nur auf das Problem fixieren, also einen Tunnelblick entwickeln, werden wir ängstlich. Unabhängig vom Problem, auf das wir uns konzentriert haben. Die Überwachung erzeugt das latente Gefühl, dass Gefahr in Verzug ist, was uns wiederum darin bestärkt, unsere Aufmerksamkeit noch zu erhöhen.

Die Bewältigungsstrategie der Gefahrenkontrolle ist wie das Sich-Sorgen eine Methode, um unangenehme Gedanken zu beseitigen. Wir hoffen, dass der Blick des Vorgesetzten doch nicht so kritisch gemeint war, wie er auf uns wirkte. Oder dass der Leberfleck auf dem Arm gutartig ist.

Das Ziel der Strategie ist es, den Geist wieder zur Ruhe zu bringen. Aber leider hat sie einen kontraproduktiven Effekt und erzeugt neue Angst. Dadurch entsteht ein verhängnisvoller *feedback loop*, eine Rückkoppelungsschleife, die es fast unmöglich macht, die Angst zu drosseln.

Die Kontrolle taucht unser Bewusstsein in die Farbe der Angst. Mit der Zeit werden wir immer geübter und schneller darin, Gefahren zu erkennen. Schließlich sind wir permanent im Training. Aber die Strategie verhindert, dass wir nach einer Erschütterung durch einen beunruhigenden Gedanken ohne Aufwand wieder zur Ruhe kommen können. Sie erzeugt Stress.

Gleichzeitig sorgt das Gefahrenscannen dafür, dass wir Gefahren entdecken, wo gar keine sind. Wir fühlen uns schneller bedroht und dieser Zustand wird dann unser neuer Normalzustand.

Die Erkenntnis, dass man die Tendenz hat, seine Aufmerksamkeit auf die Gefahren zu konzentrieren, ist schon der erste Schritt, um sie tatsächlich zu verringern. In der Metakognitiven Therapie trainieren wir unsere Aufmerksamkeit: weg von der Fixierung auf Probleme hin zu mehr Flexibilität. Damit es uns und unserer Psyche besser geht.

Indem wir die Kontrolle über unsere Aufmerksamkeit stärken, die bei Betroffenen sehr schwach ausgeprägt ist, können kritische und aufdringliche Gedanken auf eine viel geeignetere Weise bearbeitet werden. Wer sich sicher und wohl fühlt, hat womöglich einen Energieüberschuss und ist vielleicht sogar in der Lage, »wirkliche« Probleme und Herausforderung effektiv zu lösen.

Die Bewältigungsstrategien des CAS werden erst dann problematisch und erzeugen neue Angst, wenn wir sie nicht mehr unter Kontrolle haben.

Natürlich ist es vollkommen in Ordnung und normal, nach potenziellen Gefahren Ausschau zu halten. Aber es ist wichtig zu wissen, dass man es jederzeit auch wieder *sein lassen* kann.

CAS auf Rezept: Krank durch Therapie

Die Schärfung des Bewusstseins ist ein fester Bestandteil in der traditionellen Psychotherapie. Die Therapien nehmen zum Teil die Form eines geführten CAS an, wenn nämlich die

Patientinnen und Patienten ihre problematischen Gedanken und Gefühle von allen Seiten betrachten.
Auch in der Psychiatrie werden CAS-Strategien eingesetzt. Zum Beispiel kommen Selbstevaluierungswerkzeuge wie Tagebücher und Apps zum Einsatz, mit denen die Patienten ihren mentalen Zustand festhalten und unter anderem den Grad ihrer Angst und die Qualität ihres Schlafes dokumentieren.
Ziel ist es, Signale frühzeitig auszumachen und schnell eingreifen zu können. Diese »Hilfsmittel« haben aber leider die unbeabsichtigte Wirkung, dass sie die Angst befeuern und das Gefühl von Verletzlichkeit verstärken. Es fällt schwer, sich gesund zu fühlen, wenn man die ganze Zeit überwacht werden muss.
Bei der Behandlung von Angsterkrankungen ist es nicht ratsam, unsere negativen Gefühle zu überwachen. Wir müssen uns auch nicht in die Gedanken vertiefen, um sie loslassen zu können. Im Gegenteil. Es geht viel schneller, ist schonender und der direkte Weg zur Minderung der Angst, wenn man seine Gedanken und Gefühle einfach in Ruhe lässt. Denn nicht sie sind das Problem, sondern die Art und Weise, wie wir auf sie reagieren. Deshalb sind auch die Gefahrenkontrolle und die Vertiefung keine geeigneten Strategien.

UNGEEIGNETES VERHALTEN

Beeinflussung durch negative Gedanken

Das ungeeignete Denkverhalten haben wir uns als Reaktion auf negative Gedanken angesehen. Mit einem ähnlich ungeeigneten

Verhalten kannst du auch im Außen reagieren. Das ist der fünfte wichtige Aspekt im CAS.

Es geht wie bei allen CAS-Strategien darum, die Angst zu bewältigen, die negative Gedanken in uns hervorrufen.

Betäuben und Vermeiden sind zwei häufige Methoden, um unangenehmen Gefühlen aus dem Weg zu gehen.

Wir bezeichnen diese Reaktionen aus mehreren Gründen als »ungeeignet«. Seine negativen Gedanken und Gefühle mit Alkohol und Drogen zu betäuben, ist deshalb ungeeignet, weil ein Missbrauch solcher Substanzen schädlich ist und zu Abhängigkeit führen kann. Auch eine Prüfung nicht abzulegen oder sich von Zusammenkünften fernzuhalten, weil sie einem Angst machen, ergibt nur kurzfristig Sinn.

Vermeiden, Betäuben und Selbstmedikation können für einen Moment Linderung und Erleichterung verschaffen, aber im Kielwasser folgen »die Gedanken danach«. Selbstvorwürfe wie *Du Weichei! So bekommst du nie einen Ausbildungsplatz! Du kannst dich nicht einmal nett mit Leuten treffen!*, und so weiter.

Dadurch entsteht eine Negativspirale, weil die vermeintlich beruhigenden Bewältigungsstrategien neue negative Gedanken auslösen, die wieder betäubt werden müssen. Vermeiden und Betäuben sind Methoden, die sich wie die Katze selbst in den Schwanz beißen.

Selbsterfüllende Prophezeiung

Aus diesem Verhalten wird oft eine selbsterfüllende Prophezeiung. Denn die negativen Gedanken beeinflussen unser Verhalten auf eine Weise, dass wir am Ende ebendiese Situation heraufbeschwören, vor der wir uns so gefürchtet haben.

Wenn man Feiern und Veranstaltungen beispielsweise aus der Angst, außen vor gelassen zu werden, meidet, steigt die Wahrscheinlichkeit, dass man tatsächlich übergangen wird, weil die Gruppe in der Abwesenheit anders zusammenwächst.

Ein weiteres Problem ist, dass durch Vermeiden und Selbstbetäubung die Erkenntnis verhindert wird, dass man solche Situationen durchaus meistern könnte. Wir erleben nicht, dass wir den Abend überstanden hätten, wenn wir zum Fest gekommen wären – mit oder ohne Alkohol im Blut.

Diese Strategie verhindert, dass uns die Schwächung der Angst gelingt, die wir unablässig nähren.

Wir geben den negativen Gedanken dadurch eine übergroße Macht, lassen sie unser Verhalten diktieren. So mächtig kann kein Gedanke von allein sein.

Negative Gedanken sind nur flüchtige kognitive Impulse mit einer unangenehmen Botschaft. Sie regulieren sich von selbst, wenn wir uns nicht weiter engagieren. Erst wenn wir uns ihnen zuwenden und unser Verhalten an ihrem angstbeladenen und warnenden Inhalt ausrichten, werden sie für uns real.

Wir alle haben täglich lästige Gedanken. Ob es morgen beim Sommerfest regnet? Ist unser Sexleben eingeschlafen? Ob ich jemals schwanger werde?

Auch wenn diese Gedanken unsere Stimmung beeinflussen können, reagieren wir in der Regel nicht weiter auf sie, sondern setzen unsere jeweiligen Vorhaben fort und weichen nicht von unseren Plänen ab. Normalerweise wenden wir uns wieder dem Gespräch, dem Meeting oder der Aufgabe zu, die uns gerade beschäftigt hat. Wir lassen den Gedanken weiterziehen.

Wenn wir aber das Gespräch unterbrechen, um die Wettervorhersage zu checken, sofort mit dem Partner über das Sexleben reden zu wollen oder das Internet zur Kinderlosigkeit bei Frauen Ende dreißig zu befragen, nähren wir diese Gedanken. Wir reagieren auf sie und bekommen als Belohnung Nervosität und noch mehr Triggergedanken geschenkt.

Subtiles Vermeiden

Viele meiner Klienten betonen mit Nachdruck, dass sie niemals auf die Idee kommen würden, auf selbstdestruktive Verhaltensweisen wie Betäuben, Vermeiden und Selbstmedikation zurückzugreifen. Aber fast alle Betroffenen mit einer Angstdiagnose oder der Tendenz einer Angsterkrankung setzen ungeeignete Verhaltensstrategien ein. Für ein ungeübtes Auge sind diese nur schwer zu identifizieren.

Diese subtileren Strategien kommen »unschuldiger« daher, sie sind meist gesellschaftlich akzeptierter. Aber am Ende des Tages sind sie genauso ungeeignet wie die offensichtlich ungeeigneten Strategien.

Dazu gehören Verhaltensweisen, die man erst auf den zweiten Blick als Strategien erkennt, die aber ebenfalls Vermeidungstaktiken sind: Sich nicht für die Führungsposition zu bewerben, nicht für das Amt als Abgeordneter zu kandidieren, nicht an einem sportlichen Wettkampf, einer Meisterschaft teilzunehmen oder etwas anderes, wo es um das Streben nach Erfolg geht.

Das Ziel und das Niveau an Ehrgeiz erscheinen von außen schon von vornherein so hoch, dass das Vermeidungsverhalten nicht sofort erkennbar ist. Aber wenn der Wunsch nach etwas Großem oder Schwerem von negativen Gedanken über ein mögliches Scheitern ausgebremst wird, sprechen wir auch von Vermeidung. Das Verhalten kann verklausuliert werden: Ehrgeiz sei nichts Lebensnotwendiges oder man habe andere Dinge im Leben, die wichtiger wären.

Wenn du aus Angst die Ziele, die mit deinen Träumen, Qualifikationen und Ambitionen harmonieren, nicht verfolgst, dann entscheidest du dich für das Vermeiden.

Es kommt auch vor, dass wir Dinge übermäßig penibel vorbereiten, weil wir es nicht ertragen, dass unser Einsatz nicht ausreichen könnte. Wir streben Perfektion an, weil uns der Gedanke beunruhigt, nicht perfekt zu sein.

Rückversicherung und Bestätigung

Eine weitere Variante dieses Verhaltens ist es, Rückversicherung und Bekräftigung zu suchen. Das ist eine weitverbreitete Strategie, sich Informationen zu beschaffen, die einen beruhigen. Beispielsweise durch Internetrecherche.

Diese Strategie wird bevorzugt von Menschen genutzt, die unter Gesundheitsangst leiden. Das Problem ist nur, dass man nicht etwa die eine beruhigende Antwort findet, sondern am Ende eine Menge zweifelhafter und äußerst bedrohlicher Informationen gesammelt hat.

Die Alternative wäre natürlich, jedes Mal einen Arzt aufzusuchen, wenn wir ein Symptom aufspüren oder die geringste Abweichung vom Normalen registrieren.

Allerdings helfen uns weder die Ergebnisse der Internetsuchen noch die ärztliche Antwort, wenn wir unsere Sorgen nicht kontrollieren können. Denn selbst wenn dir deine Ärztin oder dein Arzt sagt, dass du nicht krank bist, wirst du dir neue Sorgen machen.

Hat mein Arzt mich überhaupt gründlich genug untersucht? Hat er nicht etwas übersehen?

Was wäre, wenn ich eine seltene Krankheit habe, die meine Ärztin gar nicht kennt und deshalb auch nicht diagnostizieren kann? Vielleicht gehe ich ihr auch schon so auf die Nerven, dass sie mich nur halbherzig untersucht hat?

Auch diese Strategie geht also nicht auf. Und das gilt ebenfalls für die Suche nach Bestätigung durch Partner:innen, Freund:innen und Familie.

Schatz, findest du, dass ich zu dick bin? Liebst du mich noch? Findest du, ich sollte zu- oder absagen? Was meinst du, schaffe ich das morgen? Wird das gut gehen?

Die Antworten auf diese Fragen können einen für eine kurze Zeit beruhigen, aber die ist befristet. Kurz darauf drängen sich sofort neue Gedanken auf, die Anlass zu Sorge geben.

Schatz, antwortest du mir auch ehrlich? Nerven dich meine ewigen Fragen eigentlich? Wie finden mich meine Freunde? Denken die, dass ich kein Selbstwertgefühl habe?

Ich habe einen Dialog generalisiert, damit du den Mechanismus erkennst.

»Ich kann nicht aufhören, mir Sorgen zu machen. Sag mir bitte etwas, damit das aufhört!«

»Es gibt keinen Grund zur Sorge.«

»Aber ich kann nicht aufhören, sag etwas, damit die weggehen!«

»Es gibt überhaupt gar keinen Grund zur Sorge.«

»Aber ich kann nicht aufhören, mir Sorgen zu machen. Ihr müsst das stoppen – sagt etwas, damit sie für immer weggehen!«

Du ahnst bestimmt, dass dieses Projekt zum Scheitern verurteilt ist. Niemand kann deine Sorgen verstummen lassen. Denn du formulierst sie und erhältst sie am Leben. Weil du immer und immer wieder fragst: *Was wäre, wenn …?*

Wenn du dich für diese Strategie entscheidest, ist es nicht weiter verwunderlich, dass du deine Sorgen nicht unter Kontrolle hast. Denn du versuchst es erst gar nicht, sondern willst, dass andere sie mit einer Fernbedienung ausschalten.

Der erste Schritt wäre, die Kontrolle darüber nicht abzugeben. Wie du das in der Praxis machen kannst, zeige ich dir später.

Allen Verhaltensstrategien ist gemeinsam, dass sie deinen Glauben an dich selbst unterwandern. Du traust es dir nicht zu, eine unangenehme Situation zu bewältigen. Solange du die Kontrolle über deine Sorgen beispielsweise an Alkohol, Angehörige, Vermeidung, perfektes Aussehen auslagerst, übersiehst du folgende wichtige Erkenntnis:

Du kannst *mit* negativen Gedanken und *ohne* Sorgen leben.

Wann wird ein Verhalten ungeeignet?

Es ist unmöglich, eine vollständige Liste ungeeigneten Verhaltens zu erstellen, weil ein Verhalten nicht per se geeignet oder ungeeignet ist, sondern beides sein kann. Das hängt immer vom *Ziel* ab, das man damit erreichen will.

Alkoholkonsum ist nicht grundsätzlich ein ungeeignetes Verhalten.

Ein Glas Champagner oder zwei auf der Hochzeit deiner Freundin zu trinken, ist dem Anlass entsprechend und noch kein ungeeignetes Verhalten. Wenn du aber regelmäßig trinkst, um deine Ängste zu bändigen, ist das eine sehr ungeeignete Strategie.

Dasselbe gilt für vermeintlich Harmloses wie ein Fußbad oder eine Massage. Wenn dein Ziel ist, dich selbst zu verwöhnen, ist es geeignet. Wenn du damit Ängste bezwingen willst, ist es ungeeignet.

Jedes Verhalten kann ungeeignet sein, wenn du damit deine Gedanken und Sorgen kontrollieren und deine Angst betäuben willst. Wenn wir aber unsere Gedanken und Gefühle im Griff haben, spricht absolut nichts gegen einen Cocktail oder ein ausgedehntes Fußbad.

Gegen die Bestrebung, perfekt aussehen zu wollen, ist ebenfalls nichts einzuwenden, solange du die Sorge kontrollieren kannst, *nicht* perfekt auszusehen. Denn dann sprechen wir nicht von zwanghaftem Handeln, sondern von einem lustbetonten Projekt. Kommst du aber nur zur inneren Ruhe, *wenn* du selbst findest, dass du perfekt aussiehst – dann ist dein Verhalten ungeeignet.

Dann entstehen negative Gedanken, doch nicht perfekt auszusehen. Ungeeignetes Verhalten ist es, stundenlang vor dem Spiegel zu verbringen, in der Umkleidekabine, im Fitnesscenter oder bei der Kosmetikerin. Im schlimmsten Fall kommen auch noch Essstörungen dazu.

Natürlich kann man darüber diskutieren, woher der Wunsch kommt, perfekt aussehen zu wollen, so wie man auch über den Sinn und Zweck von Tattoos diskutieren kann. Aber beides sind keine Anzeichen für ein psychisches Problem.

Nehmen wir noch ein anderes Beispiel: Man kann Klimaaktivist:in sein, weil man für die Sache brennt. Man kann sich dieser Bewegung aber auch anschließen, weil man sich unkontrollierbare Sorgen um den Klimawandel macht.

Letzteres führt in dem Versuch, negative Gedanken zu bewältigen, zu einem ungeeigneten Verhalten. Die Klimaangst ist vor allem unter Kindern und Jugendlichen ein zunehmendes psychisches Problem geworden.

Was motiviert das Verhalten?

Wir sehen also, dass ein und dasselbe Verhalten sowohl geeignet als auch ungeeignet sein kann, je nach Ziel oder Motivation. In den Metakognitiven Gruppentherapien erlebe ich oft, dass ein Verhalten mal gesund und mal ungesund sein kann.

In meinen Gruppentherapien habe ich immer wieder Teilnehmer:innen, die konsequent alle sozialen Aktivitäten vermeiden und das Alleinsein vorziehen, weil sie Angst vor der Meinung anderer haben. In diesem Fall ist das Alleinsein ein ungeeignetes Verhalten.

Dann gibt es welche, die das Alleinsein konsequent vermeiden, weil sie Angst vor ihren Gedanken und Gefühlen haben. In diesem Fall ist das *Sozialsein* ein ungeeignetes Verhalten. Wir müssen also die Motivation kennen, um das Verhalten einordnen zu können und dann zu entscheiden, ob es problematisch ist.

Wenn man unter einer Angsterkrankung leidet, liegt die Lösung weder in einem Abend mit Alkohol noch in der Vermeidung bestimmter Situationen, nicht in exzessiver Körperpflege, im Gewichtverlust oder im Müllsortieren. Die Lösung ist, seinen Kopf einzusetzen, um die Sorgen zu kontrollieren. Denn diese sind für die Angst verantwortlich. Lagert man die Kontrolle aus dem eigenen Kopf aus, wird man nie erkennen, dass man selbst die Macht hat und entscheiden kann, sich über die beunruhigenden Aspekte unseres Daseins *keine* Sorgen zu machen.

Vermeide das Vermeiden!

Die Vermeidungsstrategie zu vermeiden, bedeutet nicht automatisch, dass du Dinge tun musst, auf die du keine Lust hast. Es bedeutet auch nicht, dass du Dinge sein lassen sollst, auf die du eigentlich Lust hast.

Es geht eher darum, Aktivitäten und Wünsche zu pflegen, die dich auf lange Sicht glücklich und zufrieden machen. Auch wenn auf dem Weg negative Gedanken und Angst entstehen.

Die Vermeidungsstrategie zu vermeiden, bedeutet, dass deine Handlungen nicht von der Angst gesteuert werden oder von dem Bedürfnis, diese Angst zu betäuben. Sie sollen von langfristigen Zielen und Träumen angetrieben werden, auch wenn Teile der Strecke mit Angst verbunden sind.

Wenn du Hand in Hand mit deinen Träumen und Ambitionen handelst, bist du auf dem richtigen Weg. Auch wenn du unterwegs Angst hast. Die geht wieder vorbei.

Wenn du deiner Angst trotzt, gibst du vielen anderen Aspekten deines Lebens Raum. Du lernst, deine Sorgen zu kontrollieren, deine Ziele zu verfolgen und entdeckst deine Lebensfreude, nicht deine Angst. Mit seiner Angst umgehen zu lernen ist unerlässlich, um gesund zu bleiben, gute Beziehungen zu haben und zufrieden und erfolgreich zu sein.

Negative Gedanken und Angst gehören zum Leben. Sie sind wichtig, um etwas Neues anzugehen, zu lernen, sich weiterzuentwickeln, zu erleben, dass man auch unangenehme Situationen durchstehen kann, und Sinn im Leben zu finden. Nur wenn wir Angst als einen natürlichen Teil des Lebens akzeptieren, können wir stressresistent und widerstandsfähig werden.

Angst ist eine massive mentale Herausforderung. Keine Frage. Aber wenn du auf sie mit Vermeiden und Betäuben reagierst, zahlst du die Rechnung doppelt.

Deine mentale Stärke ermöglicht es dir, im Einklang mit deinen Werten und Zielen zu handeln, auch wenn du negative Gedanken und Angst hast. Am besten befreist du dich von dem Ziel, niemals Angst zu erleben. Konzentriere dich lieber darauf, dir mit deinem Beitrag ein gutes Leben zu ermöglichen. Und ganz nebenbei wirst du merken, dass die Angst weniger wird.

Wenn wir uns weiterentwickeln wollen, ist das mit Leistung verbunden. Bequemer ist es, bei dem zu bleiben, was wir ohnehin schon tun, was wir bereits erreicht haben. Aber wenn wir neue Ergebnisse erzielen wollen, müssen wir uns herausfordern, was oft mit Angst verbunden ist.

Wenn du jemanden kennenlernen willst oder einen neuen Job suchst, musst du Energie und Mut mobilisieren, um zu einem Date oder einem Bewerbungsgespräch zu gehen. Auch wenn dir das Angst macht. Der geeignete Beitrag ist also nicht unbedingt einfach, sondern manchmal sogar beängstigend.

Aber. Wir werden niemals Liebe erfahren ohne die Angst, zurückgewiesen zu werden. Wir werden auch nichts »Großes« erreichen ohne die Angst vor dem Scheitern. Wir können nicht den Kurs ändern und auf das »Bessere« zusteuern ohne die Angst, möglicherweise an einen Ort zu kommen, an dem es schlimmer ist, als es war.

Ohne Angst kein Selbstvertrauen, keine Freude und keine Zufriedenheit

Ruhe treibt uns nicht an, neue Ziele zu erreichen. Dafür benötigen wir Mut und mentale Stärke. Und beides haben wir, wenn wir *nicht* ins CAS gehen, sobald wir von negativen Gedanken getriggert werden. Wir können lernen, gegensätzliche Gefühle wie Lust und Angst zu empfinden und trotzdem das Richtige zu tun.

Meist werden wir von mentalen Herausforderungen ausgebremst, das Geeignete zu tun. Wir verlieren den Blick fürs große Ganze und reagieren auf die negativen Gedanken und Gefühle impulsiv mit einer der Bewältigungsstrategien des CAS.

Wie du auf unangenehme Situationen und Gedanken reagierst, bestimmt über deine Zukunft. Auch wenn du dir mit einem ungeeigneten Verhalten kurzfristig Erleichterung verschaffen kannst, bezahlst du langfristig einen hohen Preis.

Sobald sich die Ruhe wieder verzogen hat, tauchen neue Triggergedanken auf und erinnern dich an unbefriedigende Situationen oder langweilige Konsequenzen. Zum Beispiel, wenn du nicht den Mut gehabt hast, dich für diese Ausbildung zu bewerben, von der du immer geträumt hattest.

Natürlich werden wir niemals ohne Angst leben. Aber wir können die ungesunde Angst loslassen, die wir mit unserem CAS am Leben erhalten. Wir müssen die Angst nur als einen Teil des Weges annehmen, der uns zu unseren Zielen führt.

MISSING LINK

CAS steht für die verschiedenen ungeeigneten Strategien, mit denen versucht wird, die angstauslösenden Triggergedanken unter den spontanen Gedanken zu bewältigen. CAS-Strategien erzeugen aber nur neue negative Gedanken und Gefühle und hindern unsere Psyche daran, sich selbst zu regulieren.

Wenn du dir nicht sicher bist, wie sehr du im CAS agierst, ordne deine Stimmung ein. CAS erzeugt anhaltenden Zweifel, innere Unruhe, Frust, Traurigkeit und Angst. Die vorherrschende Meinung ist, dass es nicht die *eine* Erklärung für Angst gibt, sondern dass Kindheit, Genetik und gesellschaftliche Einflüsse beeinflussen, wie ängstlich wir sind.

Warum entwickeln einige Menschen eine Angsterkrankung und andere nicht? In der Metakognitiven Therapie ist das CAS das *missing link*.

Wenn wir im CAS sind, verstärken sich sowohl unsere Angst als auch unsere wirklichen Probleme. Gleichzeitig verhindert CAS die Erkenntnis, dass es nicht sinnvoll ist, sich Sorgen zu machen. Wir können damit aufhören, weil Sorgen nicht gefährlich sind. Aber wenn wir »*cassen*«, sehen wir keinen Ausweg aus der Situation.

Aber wenn man wirklich richtige Probleme hat, dann ist es doch nützlich, das CAS zu aktivieren? Das ist eine wichtige Frage, sie hat allerdings nichts mit der Sache zu tun. Denn es gibt keinen Zusammenhang zwischen Problemen und dem CAS.

+ Problem + CAS = Stress
+ Problem – CAS = Problem
– Problem + CAS = Angst
– Problem – CAS = WOW!

+ Problem + CAS = Stress
Wenn du ein Problem hast und »casst«, bekommst du noch zusätzlich Stress. Da dein Problem sichtbar ist, das CAS aber nicht, glaubst du, dass dein Problem die Ursache deiner Symptome ist. Dein:e Therapeut:in und du werdet zu dem Schluss kommen, dass es dir wegen deines Problems so schlecht geht.
Aber dir geht es schlecht, weil du »casst«. Dir würde es leichter fallen, das Problem zu lösen, wenn du nicht »casst«.

+ Problem – CAS = Problem
Wenn du ein Problem hast und nicht im CAS bist, hast du nur ein Problem. Und es ist kein Problem, ein Problem zu haben. Das geht allen Menschen ab und zu so.

– Problem + CAS = Angst
Wenn du kein Problem ausmachen kannst, aber Angstsymptome hast, weil du dir Sorgen machst, liegt es nahe, an ein psychisches Leiden zu denken. Vielleicht hast du sofort eine Angsterkrankung oder etwas Ähnliches diagnostiziert bekommen.
Du hast Symptome, die wir einer Angsterkrankung zuweisen, so weit stimmt das. Aber die Erkrankung ist nicht in dir wie eine Grippe oder Krebs. Die Angst ist ein Spiegelbild deiner Bewältigungsstrategien, deines hochaktiven CAS. Wenn du dir dein CAS genauer ansiehst und lernst, es loszulassen, wird auch deine Erkrankung verschwinden.

– Problem – CAS = WOW!
Wenn du weder ein Problem hast noch im CAS bist, ist das Leben herrlich. Aber das ist kein Zustand, den du unbedingt und immer erreichen musst, weil Probleme zum Leben gehören. Ohne sie wäre es Stillstand.

CAS KANN JEDERZEIT GESTOPPT WERDEN!

Du siehst, dass wirkliche Probleme und das CAS eigentlich überhaupt nichts miteinander zu tun haben. Die Annahme, dass wir unsere Probleme für allezeit beseitigen könnten, ist eine Utopie. Wenn wir versuchen, nicht zu »cassen«, gewinnen wir aber deutlich an Lebensqualität, selbst wenn wir gerade Probleme lösen müssen.

Auch wenn uns CAS viele Probleme bereitet, gibt es einen optimistischen Aspekt. Das CAS-Verhalten ist etwas Gegenwärtiges, du aktivierst es in dem jeweiligen Moment. Du kannst die fünf Bewältigungsstrategien – Sich-Sorgen, Grübeln, ungeeignetes Denkverhalten, Gefahrenkontrolle, ungeeignetes Verhalten – nämlich nur im *Hier und Jetzt* einsetzen. Deshalb kannst du auch im Hier und Jetzt dein CAS deaktivieren.

Eckhart Tolle, der bekannte Autor spiritueller Bücher, spricht von der Kraft der Gegenwart – alles geschieht im Hier und Jetzt. Du hast noch nie in deinem Leben etwas gedacht, getan oder erlebt, das nicht in der Gegenwart stattfand. Und das wird auch niemals anders sein.

Sogar wenn du dir um die Zukunft Sorgen machst, tust du das in der Gegenwart. Die Sorgen handeln nicht von etwas, das in der Zukunft passiert, denn in der Zukunft passiert nichts. Zumindest nicht in der Gegenwart, denn die Zukunft existiert per Definition noch gar nicht.

Dasselbe gilt für dein Grübeln über die Vergangenheit. Du kannst nur in der Gegenwart über das grübeln, was bereits passiert ist. Die Vergangenheit existiert ebenfalls per Definition nicht mehr, sie ist beendet. Es existiert nicht aus eigener Kraft, sondern nur durch dein Grübeln über die Vergangenheit. Und das tust du im Hier und Jetzt.

Die Gegenwart ist also der einzige Zeitpunkt, zu dem du dir Sorgen machen und grübeln kannst, die Welt nach Gefahren abscannen, Situationen vermeiden und deine Gefühle betäuben kannst.

Du glaubst mir nicht? Dann versuche an ein solches Ereignis zurückzudenken. Hast du damals gedacht: Wow, ich sitze in meiner Vergangenheit und erlebe etwas!? Wohl eher nicht. Damals war das deine Gegenwart. Und wenn du etwas in der Vergangenheit erlebst, würde sich das trotzdem anfühlen wie die Gegenwart.

Und das ist fantastisch, denn die Gegenwart kannst du beeinflussen. Du kannst mit dem CAS aufhören und dadurch deine Angst einstellen.

HORRORFILME IM KOPF

Ich behaupte nicht, dass dir in der Vergangenheit Dinge passiert sind, auf die du am liebsten verzichten würdest. Und ich sage auch nicht, dass deine Zukunft nur rosig sein wird. Es ist sehr wahrscheinlich, dass in deiner Vergangenheit Dinge passiert sind und in der Zukunft auch passieren werden, die nicht nur angenehm sind. Denn so ist das Leben.

Aber es gibt Erlebnisse, die du in der Vergangenheit bereits bewältigt hast, und andere, die du in der Zukunft bewältigen wirst. Im Moment passiert nur das, was im Hier und Jetzt passiert. Vergangenheit und Zukunft existieren nur als Erinnerungen und Vorstellungen. Und *du* entscheidest, welche Ausschnitte aus diesen Filmen in deinem Kopf abgespielt werden.

Die Sorgen über die Zukunft und das Grübeln über die Vergangenheit können wir mit einem Horrorfilm vergleichen, der auf deiner inneren Kinoleinwand läuft. Er kann von der Zukunft oder der Vergangenheit handeln, aber er läuft jetzt, in der Gegenwart. Deine quälende Vergangenheit ist nicht mehr real, sondern nur noch eine Erinnerung, die du jetzt aktiviert hast. Und deine gefährliche Zukunft ist nur eine Vorstellung von dir.

Wie es dir in der Gegenwart geht, bestimmen also deine Gedanken über die Vergangenheit und die Zukunft. Wenn du dir über die Zukunft Sorgen machst, löst das Stress und Angst aus. Wenn du dich im Grübeln über die Vergangenheit verlierst, wirst du deprimiert. Lässt du beides bleiben, wirst du entdecken, dass du lebenslustig im Hier und Jetzt bist und deine ganze Aufmerksamkeit auf Dinge lenken kannst, die dir Freude bereiten.

Dass die CAS-Strategien nur in der Gegenwart aktiv sein können, ist befreiend und beweist, dass Angst weder durch Traumata noch seelische Verletzlichkeit ausgelöst wird. Denn du entscheidest, welche Strategie du im Hier und Jetzt anwenden willst. Und wenn das der Fall ist, ist die logische Konsequenz, dass du entscheidest, wie du es haben willst.

Das eine ist Logik, das andere ist die Wirklichkeit. Warum machst du dir also Sorgen und wendest CAS-Strategien an, wenn es so ist, dass du bestimmst, auf welche Gedanken du dich einlässt?

Um das verstehen zu können, müssen wir wissen, wie die Triggergedanken funktionieren, die das CAS aktivieren. Und wir müssen uns die metakognitiven Überzeugungen ansehen, die das CAS unterstützen und versorgen. Gehen wir es der Reihenfolge nach an.

TRIGGERGEDANKEN

Wenn spontane Gedanken die CAS-Lawine auslösen

Uns schießen ständige spontane Gedanken durch den Kopf. Die ganze Zeit. Einige Forscher veranschlagen 3 000, andere sogar 70 000 Gedanken pro Tag. Damit sind die Gedanken auf der unteren Ebene unseres Gedankenuniversums gemeint.

Diese Gedanken sind uns am wenigsten bewusst, aber ein ganz natürlicher Teil von uns. Nicht viele von ihnen schaffen es bis in unser Bewusstsein, sondern sind nur flüchtige Blitze. Die allermeisten werden nicht weiter beachtet – und verdienen auch keine Aufmerksamkeit. Sie dürfen uns streifen, ohne von uns eine Reaktion zu bekommen.

Wenn man unser Gehirn mit unserem Darm vergleichen würde, wären die spontanen Gedanken kleine und große Pupse. Ausgelöst von automatischen Bewegungen, die auch stattfinden, wenn wir schlafen.

Unsere spontanen Gedanken sind – wie auch die spontanen Gefühle – flüchtiger Natur und regulieren sich selbst. Sie handeln von den Wäschebergen, einem Pickel auf der Stirn, dem Wocheneinkauf oder einem Meeting mit Arbeitskollegen. Sie können auch andere Themen berühren, die Beziehung zu einem Menschen, den Sinn des Lebens oder wichtige, lebensverändernde Entscheidungen, die bevorstehen.

Auf dich strömt ein wildes Durcheinander aus wichtigen und vollkommen bedeutungslosen Gedanken ein. Auf die allermeisten davon verwendest du keine weitere Energie. Wir hören sie wie Stimmen im Kopf – ohne deshalb verrückt zu sein – oder sehen sie als Bilder auf unserer inneren Leinwand.

WENN GEDANKEN TRIGGERN

Einige dieser spontanen Gedanken können uns triggern. Das bedeutet, dass sie starke Gefühle auslösen, die entweder positiv oder negativ sein können.

Positive Gefühle wie Freude, Hoffnung und andere sind unproblematisch. An ihnen bleiben wir nicht hängen. Wir versuchen auch nicht, sie zu verdrängen, und deshalb sind sie flüchtig und ziehen weiter.

Die negativen Gedanken aber sind unangenehm, erzeugen innere Unruhe und Angst und haben das Potenzial, die ungeeigneten CAS-Strategien zu aktivieren, die wir uns im vorherigen Kapitel angesehen haben.

Wenn ich hier von Triggergedanken spreche, meine ich immer die negativen Impulse, die heftige Gefühle und Empfindungen auslösen können.

Viele von ihnen tauchen wie aus heiterem Himmel auf. Wir sind mit der Wäsche beschäftigt und plötzlich drängt sich ein Triggergedanke in unser Bewusstsein:

» Ist mein Cholesterinwert nicht viel zu hoch?
» Was wäre, wenn ich Krebs habe?
» Hat sich mein:e Partner:in in jemand anderes verliebt?
» Mache ich das alles gut genug?
» Was wird wohl die Zukunft bringen?

Sie treffen einen wie der Blitz und können sich im Prinzip auf alles beziehen. Gemeinsam ist ihnen, dass sie unangenehm und emotionsgeladen sind und vor allem unsere Aufmerksamkeit erregen.

Manchmal entstehen sie als Reaktion auf eine beunruhigende Situation. Wir hören im Radio etwas über die Finanzkrise und bekommen den Triggergedanken: *Oh nein, ich habe mir doch gerade eine Wohnung gekauft.* Wir stellen fest, dass unsere Lieblingsschale einen Sprung hat, und denken: *Oh nein, immer geht mir alles kaputt.* Oder wir denken an eine Aufgabe, die wir bewältigen, oder eine Entscheidung, die wir fällen müssen, und denken: *Fuck, was ist, wenn ich das nicht schaffe?*

Obwohl Triggergedanken starke Gefühle in uns auslösen können, haben sie keinen eigenen Willen. Es sind nur Gedankenfetzen, die ohne Grund auftauchen. In unserer Psyche aber können sie die Funktion von Angelhaken mit bunten Blinkern übernehmen. Sie hängen funkelnd vor unserer Nase und wollen uns zum Anbeißen verführen.

Sie locken uns mit einem Gegenstand, der vordergründig wichtig erscheint oder uns an einem wunden Punkt erwischt. In der Regel zeigen sie auf ein Problem oder eine Gefahr. Auf etwas, das *schiefgehen* kann, oder auf etwas, dass wir *nicht* wollen.

Triggergedanken sind das Normalste der Welt. Wir alle haben sie ständig – sie sind nicht gefährlich und wir müssen und sollen sie auch nicht bekämpfen.

Sie entstehen, weil uns etwas wichtig ist. Wir wollen nicht verlieren, was uns wichtig ist. Deshalb können Bilder entstehen, die unsere Liebsten in Gefahr zeigen, den Diebstahl unseres neuen Computers durchspielen oder unser Scheitern in der Prüfung vorhersagen. Wenn etwas bedeutsam ist, melden sich automatisch Triggergedanken zu Verlust und Versagen.

Wir alle haben sie. Aber weil wir Menschen verschieden sind, sind das auch unsere Triggergedanken.

Die eine wird von dem Gedanken getriggert, dass sie scheitert oder von anderen kritisch bewertet wird. Der andere wird von dem Gedanken an eine mögliche Krankheit getriggert. Und der Dritte wird von dem Gedanken getriggert, alles falsch gemacht zu haben, oder von der Vorstellung einer Gefahr, in die ein Familienmitglied geraten könnte.

SORGEN LOCKT TRIGGERGEDANKEN HERVOR

Um die Themen, die uns in der mittleren Ebene unseres Denkens beschäftigen, drehen sich auch bevorzugt die spontanen Gedanken in der unteren Ebene. Bilder und Fragmente der Dinge, die uns am meisten beschäftigen, tauchen auch am häufigsten unfreiwillig in unserem Bewusstsein auf.

Die Gedanken einer jungen Frau, die so gerne schwanger werden will, drehen sich viel um die Themen Schwangerschaft, Baby und Mutterschaft. Sie sieht ständig Kinderwägen und Schwangere.

Oder du hast ein Projekt, an dem du gerade sitzt – auch wenn du mit deiner Familie am Wochenende aufs Land fährst, tauchen immer wieder spontane Gedanken dazu auf. Nicht weil das Projekt so spannend oder wichtig ist, sondern weil es dir wichtig ist und du dich damit viel beschäftigst.

Deine persönlichen Triggergedanken verraten, womit du gedanklich viel Zeit verbracht hast. Wenn du dich andauernd fragst, ob du jemals den Partner fürs Leben findest, wirst du viele Triggergedanken daran haben, verschmäht zu werden und für immer Single bleiben zu müssen. Wenn du dir wünschst, dass dir etwas gelingt, werden sich viele Triggergedanken melden, die das Gegenteil befürchten lassen.

Die Leichtigkeit, mit der diese Triggergedanken entstehen, ist also kein Hinweis auf ihren Wahrheitsgehalt oder ihre Bedeutung.

Sie werden aus dem Gedankensumpf hochgeschickt, weil wir uns gerade aktuell viel damit beschäftigen. Die Menge an Sorgen und Gedanken, die wir einem Thema widmen, entscheidet, wie viele Triggergedanken du bekommst.

Du kannst zwar deine Triggergedanken nicht aktiv steuern, aber du kannst beeinflussen, *wie* du darauf reagierst, wie viel Raum du ihnen gibst. Wie das geht, erfährst du im Programm ab S. 169.

EIN PAAR BEISPIELE

Nicht vergessen: Ein Triggergedanke ist nur das erste Glied in einer Kette aus Sorgen. Er ist der Gedanke, der eine *verlängerte Reaktion* in Form von CAS-Strategien auslöst.

Ich habe dir ein paar Beispiele für das Zusammenspiel von Auslöser, Triggergedanken und möglichen Folgegedanken in der Sorgenkette zusammengestellt. Hier werden auslösende Situationen genannt, aber Triggergedanken können auch aus heiterem Himmel auftauchen, ohne vorher angestoßen worden zu sein. Das macht sie aber nicht wichtiger und bedeutsamer als andere.

Auslösende Situation	Triggergedanke	Erster Sorgegedanke
Der Hals tut weh	Bin ich etwa krank?	Ob ich eine schwere Krankheit habe?
Die Chefin hat nicht gelächelt	Sie hasst mich ...	So bekomme ich doch niemals eine Gehaltserhöhung!

Aus dem Schlaf geschreckt	Den Tag heute schaffe ich nicht!	Was ist, wenn ich es nicht schaffe, den Vertrag heute aufzusetzen?
Konzentrations-schwierigkeiten	Das wird so schiefgehen	Was ist, wenn ich deswegen meinen Job verliere?
Kopfschmerzen	Schon wieder ...	Stimmt was mit meinem Gehirn nicht?
Dunkle Wolken am Himmel	Gibt es ein Unwetter?	Werden unsere Sommerferien ganz ins Wasser fallen?

Wie gesagt: Wir können unsere Triggergedanken weder abschalten noch verhindern. Alle Menschen haben sie, aber nicht alle reagieren mit einer CAS-Strategie darauf.

Menschen mit Tendenz zu einer Angsterkrankung hingegen haben die Neigung, innerlich sofort alles stehen und liegen zu lassen und sich Sorgen zu machen.

Wenn wir »cassen«, reagieren wir auf die Triggergedanken, als wären sie weltberühmte Stars. Sie bekommen eine VIP-Behandlung und verdrängen die konstruktiveren Gedanken.

Vorhandene Reflexionen werden unterbrochen, Aktivitäten und Handlungen eingestellt, Pläne geändert. Wenn wir mit CAS-Strategien auf Triggergedanken reagieren, ändern wir unser Denkverhalten und verlagern unsere Aufmerksamkeit auf etwas anderes. Manchmal ändern wir sogar unser Verhalten.

Wenn dein Reaktionsmuster oft so aussieht, entsteht die Überzeugung, dass deine Probleme und Triggergedanken viel ernster sind als die von anderen Menschen. Das stimmt bestimmt nicht. Alle Gedanken können grundsätzlich die ganz große Sorgenshow auslösen, auch bedeutungslose, banale und unrealistische.

Manche lassen von einem Gedanken an eine rote Stelle auf der Haut oder einer unfreundlichen Bemerkung eines Passanten ihre ganze Aufmerksamkeit absorbieren und beschäftigen sich rund um die Uhr damit. Andere sind unheilbar krank und haben ernste und sehr realistische Triggergedanken über Tod und Abschied, aber entscheiden sich gegen das CAS und genießen das Leben und jeden Augenblick, der ihnen noch bleibt.

TRIGGERGEDANKEN UND GEFÜHLE

Triggergedanken entstehen, wenn der Körper auf etwas reagiert.

Ich muss hier sofort weg!, schießt dir durch den Kopf, wenn du bei einem Meeting plötzlich schweißnasse Hände bekommst.

Oh nein, ich bin so müde und unfit heute!, jammerst du beim Aufwachen, wenn du dich matt und nervös fühlst.

Vergiss nicht, dass du zwar auf das Gefühl reagierst, aber dass es die Gedanken über das Gefühl sind, die die Sorgenspirale auslösen. Gefühle und Empfindungen sind in erster Linie physische Sensationen, die wir mit Gedanken *interpretieren.*

Du wirst dagegenhalten, dass dein *Angstgefühl* das Problem ist! Angst kann unerträglich sein, aber sie führt nicht zwangsläufig zu CAS. Es ist möglich und sehr wahrscheinlich, dass Angst Triggergedanken in dir auslöst, aber wenn du das Überdenken vermeidest, wird sich die Angst wie alle anderen Gefühle auch selbst regulieren.

Denk an die unzähligen Gefühle, die du allein letzte Woche hattest. Hast du sie alle noch in dir? Jetzt gerade? Wahrscheinlich nicht.

Die Wut darüber, dass dir die Dose gehackte Tomaten auf den Boden gefallen ist, ist längst verflogen. Dein Lachen über den witzigen Kommentar auf Facebook ist längst verstummt. Dasselbe gilt für die Erleichterung, nachdem du es endlich geschafft hattest, die Küche aufzuräumen.

Wir alle haben eine Vielzahl von positiven und negativen Gefühlen, die von ganz allein wieder verfliegen, wenn wir sie in Ruhe lassen. Dein Angstgefühl verhält sich auch so, wenn du dich nicht an den *Gedanken* über sie festbeißt.

Innere Unruhe, Herzklopfen und flache Atmung kennen wir alle. Es sind normale Körperempfindungen, die wir erleben, wenn wir rennen, um den Bus noch zu erreichen, gespannt auf ein wichtiges Ergebnis warten oder Sex haben. In diesen Situationen hast du einfach Herzklopfen, ohne darüber nachzudenken.

So kannst du auch mit deinen Angstsymptomen umgehen. Als wären sie einfach da, nur für einen kurzen Moment. Und sie ziehen vorbei, wenn du ihnen nicht zu viele Gedanken schenkst und mit etwas anderem beschäftigt bist.

ERKENNE DEINE TRIGGERGEDANKEN

Es ist manchmal nicht so einfach, die eigenen Triggergedanken auszumachen. Viele meiner Patienten sind der Auffassung, dass sie nicht viel Zeit mit solchen Gedanken verbringen. Ihnen ginge es einfach nur schlecht.

Aber auch das stimmt nicht. Sie »cassen« und halten dadurch die Angstsymptome am Leben. Sie haben sich diesen Mechanismus nur noch nicht bewusst gemacht.

Um ihnen bei der Identifizierung ihrer Triggergedanken zu helfen, frage ich sie, woher sie wissen, dass es ihnen schlecht geht. Die Antwort lautet in der Regel, dass sie das einfach spüren können.

Danach frage ich, woher sie wissen, dass das problematisch ist, was sie spüren, wenn sie da nicht drüber nachdenken. Dabei stellt sich immer heraus, dass sie unbemerkt negative Gedanken über ihre Gefühle haben. Sie denken: *Schrecklich, mein Zustand.* Oder: *Jetzt geht es mir schon wieder so komisch.* Oder: *Oh Gott, was ist, wenn ich jetzt ohnmächtig werde?* Und schon haben wir die Triggergedanken aufgespürt.

Es ist wichtig, dass du deine Triggergedanken ausfindig machst, denn deine Reaktion auf sie führt dich zu deinen CAS-Strategien oder hält dich von ihnen fern. Lässt du deine Gedanken in Ruhe, verflüchtigen sie sich irgendwann wieder. Je seltener du nach dem Blinker am Angelhaken schnappst, desto einfacher wird es dir mit der Zeit gelingen, die Gedanken vorüberziehen zu lassen.

Wenn du aber die Triggergedanken zulässt und sie bedienst, hältst du sie in deinem Bewusstsein fest. Gleiches gilt auch für das Angstgefühl, das sich an deine Gedanken heftet. Du verlängerst und verstärkst es und entwickelst unter Umständen eine Angsterkrankung.

Die metakognitive Methode lässt alle Gefühle und Empfindungen zu, aber vermeidet ihre Entfaltung und Verstärkung durch die CAS-Strategien.

TRIGGERGEDANKEN SIND NUR GEDANKEN!

Wichtig ist, dass du dich deinen Triggergedanken gegenüber respektlos verhältst, unabhängig von ihrem Wortlaut und den Gefühlen, die sie auslösen. Mach da keine Ausnahme! Alle Triggergedanken sind nichts anderes als Gedanken! Ob sie ein reelles Problem oder ein Gefühl ansprechen oder von etwas vollkommen Unrealistischem handeln.

Allen Gedanken kann auf jede Weise begegnet werden. Wir können sie analysieren, auslachen, beschreiben, uns Sorgen machen oder sie beiseitelegen. Wir können sie aber ansonsten zu nichts benutzen, wir können nicht auf ihnen eine Radtour machen, mit ihnen eine Suppe kochen, damit Rechnungen bezahlen oder jemanden totschlagen.

Aber wenn es nicht die Triggergedanken sind, die bestimmen, ob wir uns Sorgen machen oder nicht, was ist es dann? Welche Mechanismen öffnen dem CAS die Tür und lösen bei den einen eine Lawine aus Sorgen aus, bei den anderen nicht? Das schauen wir uns im nächsten Kapitel an.

METAKOGNITIVE ÜBERZEUGUNGEN

Welche Programme unser Denken bestimmen

Weil das CAS der Auslöser unserer Angst ist, müssen wir die Mechanismen verstehen, die dem zugrunde liegen. Ich kann schon einmal verraten, dass CAS weder eine angeborene Prädisposition ist noch der Ausdruck von Traumata.

Es ist lediglich ein Verhalten, das deiner Kontrolle unterliegt. Auch wenn sich das nicht so anfühlt. Ob du mit CAS-Strategien reagierst oder nicht, hat mit deinen *metakognitiven Überzeugungen* zu tun.

Die habe ich schon häufiger erwähnt, aber jetzt schauen wir sie uns genauer an, um sie besser zu verstehen.

Die Überzeugungen befinden sich in der oberen Ebene unseres Denkens. Darunter sind die strukturierten, strategischen und zielgerichteten Gedanken, zu denen CAS gehört. Und ganz unten sind die spontanen Gedanken, zu denen die Triggergedanken gehören.

Die metakognitiven Überzeugungen sind quasi die Vorlagen oder Programme, die uns diktieren, wie wir mit den spontanen Gedanken auf der unteren Ebene umgehen sollen. Sie bestimmen, welche Strategien aus der mittleren Ebene als Reaktion auf die Triggergedanken eingesetzt werden sollen. Ob wir uns Sorgen machen sollen oder nicht. Die Metakognitive Therapie ist nach diesen metakognitiven Überzeugungen benannt, die als obere Ebene ausgemacht wurden. Der große Unterschied zwischen der Metakognitiven Therapie und anderen Therapieformen ist, dass wir in der Metakognitiven Therapie das *Steuerungssystem* unseres Denkens betrachten und uns nicht weiter mit den spontanen und strategischen Gedanken auf den beiden anderen Ebenen beschäftigen.

METAKOGNITIVE ÜBERZEUGUNGEN VERSUS ANDERE ÜBERZEUGUNGEN

In der Metakognitiven Therapie unterscheidet man zwischen metakognitiven Überzeugungen und allen anderen Überzeugungen.

Der Begriff *metakognitive Überzeugungen* bezieht sich auf Überzeugungen, die wir von unseren Gedanken haben. Was wir *glauben*. Ich habe ein paar Beispiele für metakognitive Überzeugungen zusammengetragen, Überzeugungen über unsere Gedanken:

» Wenn ich positiv denke, passieren mir auch gute Dinge.
» Die vielen Sorgen machen mich verrückt.
» Wenn ich mir Sorgen mache, hilft mir das bei der Lösung von Problemen.
» Es gibt bestimmte Gedanken, von denen ich krank werden kann.
» Mein Gedächtnis ist so schlecht.
» Wenn ich das Schlimmste erwarte, kann ich nicht enttäuscht werden.

Dem gegenüber stehen Überzeugungen, die *nicht* metakognitiv sind, weil sie sich nicht auf unsere Gedanken beziehen. Auch dafür habe ich ein paar Beispiele zusammengetragen:

» Wandertouren sind Balsam für die Seele.
» Harte Arbeit zahlt sich immer aus.

» Ein Caffè Latte schmeckt am besten mit Vollmilch.
» Frauen sind anstrengend.
» Das Königshaus sollte abgeschafft werden.
» Meine Nägel splittern so schnell.

Metakognitive Überzeugungen beziehen sich also nicht wahllos auf alles. Vielmehr verstehen wir darunter die Annahmen, Hypothesen, Theorien und Vorstellungen, die wir von Gedanken und Gedankenprozessen haben. Von den Schwächen und Stärken, die wir mit ihnen verbinden.

Sie ergeben ein Rezept oder eine Anleitung dafür, wie wir uns zu unseren Gedanken verhalten sollen. Vor allem zu unseren Triggergedanken.

Wir alle haben metakognitive Überzeugungen, auch wenn wir uns derer nicht immer bewusst sind. In der Regel spüren wir sie in Form von Gefühlen und Empfindungen. Das bedeutet, dass die Überzeugungen aus dem Verborgenen unser Denken und Verhalten beeinflussen.

DREI UNGEEIGNETE ÜBERZEUGUNGEN

Die metakognitiven Überzeugungen spielen für unsere psychische Gesundheit eine entscheidende Rolle. Ob wir uns derer bewusst sind oder nicht.

Es gibt drei konkrete metakognitive Überzeugungen, die bestimmen, ob wir uns Sorgen machen oder nicht. Sie sind dadurch unmittelbar Auslöser von Angst.

Wenn du diese Überzeugungen nicht hast, neigst du auch nicht zu CAS-Strategien. Tendierst du hingegen zum CAS, kannst du gegensteuern, indem du diese drei metakognitiven Überzeugungen modifizierst.

Diese drei sehen wir uns nun näher an, um zu verstehen, warum wir Angsterkrankungen entwickeln und wie wir sie wieder loswerden. Ich stelle sie dir hier kurz vor und werde dann im Folgenden genauer auf sie eingehen.

Einer der drei Typen ist die sogenannte *positive metakognitive Überzeugung.* Sind wir dieser Überzeugung, halten wir unser Sorgen für nützlich und sinnvoll, weil wir denken, dadurch Probleme vermeiden oder ihnen zuvorkommen können. Diese Einstellung verstärkt die Neigung, sich Sorgen zu machen, erheblich.

Die beiden anderen sind sogenannte *negative metakognitive Überzeugungen.* Das Sich-Sorgen wird mit etwas Negativem verbunden. Die eine Überzeugung bezieht sich auf die mangelnde Kontrolle über die Sorgen, die andere hält es für schädlich und gefährlich, sich Sorgen zu machen.

Mit negativen metakognitiven Überzeugungen hat man Angst vor seinen Sorgen – was die Sorgen verschlimmert und wiederum die Angst verstärkt …

Wenn man sowohl positive als auch negative metakognitive Überzeugungen hat, steht man in einem ambivalenten Verhältnis zu seinen Sorgen. Das macht es sehr viel schwieriger, sie abzulegen, denn allein der Gedanke daran löst weitere Angst aus, obwohl die Sorgen einem nicht weitergeholfen haben.

Diese Überzeugungen, ob positiv oder negativ, haben eine negative Wirkung, weil sie das CAS aktivieren und verstärken.

ÜBERZEUGUNGEN SIND ILLUSIONEN

Wenn du unter Angst leidest, kann es unvorstellbar sein, dass du deine Sorgen kontrollieren kannst. Du wirst einwenden, dass deine metakognitiven Überzeugungen nur deine Erfahrungen widerspiegeln und keine abstrakte Theorie sind. Denn du hast beispielsweise schon unzählige Male erlebt, dass du deine Sorgen eben nicht kontrollieren konntest.

Es ist nicht weiter verwunderlich, dass du so denkst, wenn du alles in deiner Macht Stehende getan hast und es dir nicht gelungen ist. Das Erleben von mangelnder Kontrolle ist zwar real, die Überzeugungen von der mangelnden Kontrolle sind es aber nicht.

Metakognitive Überzeugungen, positive oder negative, sind nur Überzeugungen und keine Wahrheiten.

Wir sprechen hier sogar von Illusionen. Wir können unsere Sorgen jederzeit steuern, wenn wir die richtigen Werkzeuge verwenden.

Wenn wir die Überzeugungen als Realitäten ansehen, liegt es daran, dass wir unsere Triggergedanken und Sorgen mit den verkehrten Werkzeugen bearbeiten. Wir versuchen es mit den ungeeigneten Bewältigungsstrategien des CAS und scheitern. Dann liegt der Schluss nahe, dass die Überzeugungen wahr sein müssen. Aber das ist ein Trugschluss.

Ich gebe dir ein paar Beispiele für solche Trugschlüsse.

Wenn du Hunger hast, aber nur Dinge isst, die nicht sättigen, dann wäre es ein Trugschluss anzunehmen, dass du niemals satt wirst. Du hast das falsche Werkzeug benutzt. Das richtige wäre gesundes und sättigendes Essen.

Wenn du schwanger werden willst, wäre es ein Trugschluss zu befürchten, dass du gar nicht schwanger werden kannst, nur weil dies bisher trotz Sex nicht geklappt hat. Auch hier kam das falsche Werkzeug zum Einsatz. Das richtige wäre, Sex zu einem günstigen Zeitpunkt in deinem Zyklus zu haben.

Dasselbe gilt für deine Sorgen. Wenn du das falsche Werkzeug benutzt, um sie zu kontrollieren, kannst du nicht daraus schließen, dass du deine Sorgen gar nicht kontrollieren kannst. Erst wenn du es mit Werkzeug versucht hast, das sich dafür eignet, kannst du einschätzen, ob sie kontrollierbar sind oder nicht.

VON UNGEEIGNETEN ÜBERZEUGUNGEN GEENTERT

Wenn du unter Angst leidest oder auch nur eine Neigung zur Ängstlichkeit hast, bin ich mir sicher, dass du solche ungeeigneten Überzeugungen hast. Deine Gedanken spielen mit dir und erzeugen Unruhe und Chaos statt Ruhe und Überblick.

Du bist gefangen in einer surrealen Schleife aus ungeeigneten Strategien und metakognitiven Trugschlüssen, die sich gegenseitig am Leben erhalten. Diese Überzeugungen haben dieselbe Wirkung in deinem Steuerungssystem wie ein Virus im Computer, den man noch nicht entdeckt hat. So können sie, ohne aufgehalten zu werden, dein Denken entern.

Es sind also nicht die Gedanken, die dir Angst machen. Es sind deine ungeeigneten Überzeugungen von ihnen. Die ungeeignete Steuerung deiner strategischen Gedanken.

Mit anderen Worten: Deine Angst ist ein hausgemachtes Verwirrspiel, ein *mindfuck*, verursacht von unwahren Überzeugungen.

Das hört sich vielleicht seltsam an und ist bestimmt schwer zu glauben. Aber es ist nicht nur wahr, sondern eigentlich auch eine sehr gute Nachricht. Wenn nämlich deine Angst durch deine Gene oder Vergangenheit verursacht werden würde, wärst du ein Opfer. Aber das bist du nicht.

Du bist nur auf einen Bluff reingefallen, der Angst auslöst. Aber du hast die Macht über diese Angst. Wenn du deine Überzeugungen änderst, setzt du einen neuen Kurs und steuerst deine Gedanken und dein Verhalten am CAS vorbei.

Gleichzeitig räumst du auf deiner Festplatte auf und machst neuen Speicherplatz frei. Das schenkt dir mehr Kapazität und mehr Freiheit.

Den Rest des Kapitels widmen wir den drei Typen von metakognitiven Überzeugungen, damit du deine persönlichen Überzeugungen ausfindig machen, dich von ihnen befreien und den Weg zu mehr Lebensfreude einschlagen kannst.

1. ÜBERZEUGUNG

Kontrollverlust

Als Erstes sehen wir uns die Überzeugung an, keine Kontrolle zu haben, denn sie ist die schlimmste von allen. Das Gefühl, keine Kontrolle zu haben, ist furchtbar unheimlich und in vielerlei Hinsicht vergleichbar mit dem Gefühl von Angst.

Es gibt *keine* einzige Person mit einer Angsterkrankung, die nicht davon überzeugt ist, dass ihre Sorgen unkontrollierbar sind. Wenn wir Angst haben, fühlen sie sich unkontrollierbar an. Und das erzeugt Angst.

Mit dieser unwahren, negativen metakognitiven Überzeugung haben wir auch keinen Antrieb, uns weniger Sorgen zu machen. Warum sollten wir uns mit etwas abmühen, das wir in unserer Wahrnehmung sowieso nicht beeinflussen können?

Deshalb muss diese Überzeugung aus dem Steuerungssystem. Und das dauert seine Zeit. Sie muss nämlich von dem sicheren Wissen und der Überzeugung ersetzt werden, dass wir unser Sorgen sehr wohl steuern können.

Sorge um die eigene Psyche

Wir entwickeln keine Angsterkrankung, weil wir uns über dies und das Sorgen machen. Alle Menschen machen sich über alles Mögliche Sorgen. Die Erkrankung entsteht, weil wir das Gefühl haben, die Sorgen über dies und das nicht mehr kontrollieren zu können.

Solange du dir *nur* über eine Sache Sorgen machst, begrenzt du deine Angst darauf. Aber sobald du das Gefühl hast, die Kontrolle verloren zu haben, droht die Gefahr aus deinem Inneren. Jetzt machst du dir nicht mehr nur Sorgen über dies und das, sondern um Vorgänge in deiner Psyche, die du erst recht nicht unter Kontrolle zu haben glaubst.

Wenn wir dann anfangen, den Sorgenprozess als unkontrollierbar zu deuten, und Angst vor den eigenen mentalen Prozessen bekommen, sprechen wir von einem ausgeprägten Krankheitsbild. Erinnerst du dich an meine Geschichte? Auch mir ist es so ergangen.

Angststörungen haben nämlich nie mit Konkretem zu tun: Scheitern, Einsamkeit, Krankheit. Sie entstehen, wenn wir unserer eigenen Psyche misstrauen. Dieses Misstrauen aber ist vollkommen unbegründet, denn unser Geist kann sich selbst regulieren, solange wir nicht auf die negativen Gedanken einsteigen.

Vergiss am besten alle Ursachen für eine Angststörung, die du bisher gehört hast. Du kannst Angst vor allem und jedem haben, ohne auch nur den Hauch einer Angststörung zu entwickeln. Solange du weißt, dass du deine Sorgen kontrollieren kannst.

Ein paar Beispiele für Überzeugungen von Kontrollverlust:

» Ich fühle, dass ich meine Sorgen nicht kontrollieren kann.
» Meine Sorgen kommen von ganz allein.
» Wenn ich meine Sorgen nicht kontrolliere, kontrollieren sie mich.
» Wenn ich mir zu viele Sorgen mache, gehen sie plötzlich durch die Decke mit mir.
» Ich höre nicht auf, mir Sorgen zu machen, ganz gleich, womit ich beschäftigt bin.
» Ich bin der besorgte Typ.
» Das gehört zu mir. Meine Mutter hat sich auch immer Sorgen gemacht.
» Meine Sorgen lassen sich nur mit Tabletten betäuben.

Angst ist kein chemisches Ungleichgewicht

Bei den drei letzten Beispielen geht es darum, dass etwas in deiner Persönlichkeit, deinen Genen oder ein chemisches Ungleichgewicht in deinem Gehirn dir Angst macht. Damit gibst du die Kontrolle über die Ursache deiner Angst ab und hast die metakognitive Überzeugung von Kontrollverlust.

Einige sind davon überzeugt, dass die Diagnose einer Erkrankung des Gehirns beruhigen würde. Sie befreit von Schuldgefühlen und Stigmatisierung, außerdem fühlt man sich von den Fachleuten verstanden. Gleichzeitig lösen solche Erklärungen auch wieder Angst aus, weil sie uns vorführen, dass wir keine Kontrolle darüber haben. Angst vor etwas Unberechenbarem, Unveränderlichem und Abweichendem erzeugt Unsicherheit und neue Angst. Und weil man nichts daran ändern kann, macht man sich weiterhin Sorgen.

Zum Glück ist das nicht in Stein gemeißelt. Jeder Mensch kann lernen, sich weniger Sorgen zu machen, auch nach einer »Diagnose«. Der erste Schritt ist die Erkenntnis, dass wir sehr wohl die Kontrolle darüber haben.

Das Gefühl von mangelnder Kontrolle ist *nur* ein Gefühl. Denn deine Sorgen agieren nicht automatisch und galoppieren einfach mit dir auf und davon.

Wenn du dir zu viele Sorgen machst, betrachtest du dein Problem aktiv und bewusst von allen Seiten und nutzt dein gesamtes Reservoir an Wissen und Erfahrung. Du setzt also große Teile deiner Aufmerksamkeit und Erinnerung dafür ein, um neue Aspekte zu erkennen und mehr Verständnis zu erlangen. Daran ist nichts automatisch.

Es ist ein weitverbreitetes Phänomen, dass sich Dinge automatisch anfühlen, es aber nicht sind. Erinnere dich daran, als du noch ganz neu warst in deinem Job.

Aufgaben, die dir am Anfang alles abverlangt haben, konntest du nach Wochen, Monaten oder Jahren ausführen, ohne darüber nachdenken zu müssen. Dasselbe gilt zum Beispiel auch fürs Schalten beim Autofahren. Das ist ein Vorgang, über den du nicht weiter nachdenkst, wenn du routinierter geworden bist.

Das bedeutet aber nicht, dass die Bewältigung der Aufgaben oder das Schalten automatisch funktionieren. Wenn du dich nicht aktiv engagierst, werden sich die Aufgaben im Job häufen beziehungsweise fährst du schlecht Auto. Diese Handlungen sind zu 100 Prozent unter deiner Kontrolle, du bist mittlerweile nur so kompetent, dass sie zur Gewohnheit geworden sind.

Sorgen machen auch mal Pause

Wenn die Sorgen wirklich unkontrollierbar wären, würden sie doch niemals eine Pause machen? Du wärst nie frei von ihnen, nicht beim Schlafen, nicht wenn du dein Busticket vorzeigen oder den Tampon wechseln musst, auch nicht, während du einem alten Mann über die Straße hilfst oder wenn du Sex hast. Die Sorgen wären pausenlos aktiv, ganz gleich, womit du gerade beschäftigt bist.

Unsere Erfahrung aber zeigt uns, dass es so nicht ist. Unsere Sorgen machen zwischendurch Pause. Manchmal schaffen wir es, uns abzuwenden, manchmal haben wir einfach keine Zeit, uns Sorgen zu machen.

Du wirst vielleicht denken: *Ja, das lag daran, weil ich abgelenkt wurde.* Das kann durchaus so gewesen sein. Aber es ändert nichts an der Tatsache, dass die Überzeugung vom Kontrollverlust falsch ist.

Wenn etwas dich von deinem Triggergedanken ablenken kann, dann kannst du ihn auch in Ruhe lassen. Das ist ganz einfach Logik. Wenn es dir nicht gelänge, deine Aufmerksamkeit von dem Triggergedanken abzuziehen, hättest du auch nicht durch etwas anderes von ihm abgelenkt werden können.

Wenn Triggergedanken an deiner Aufmerksamkeit wie Kontaktlinsen auf deinen Augen kleben würden, dann könntest du nicht an ihnen vorbeischauen. Sie wären immer mit dabei, würden immer zwischen dir und den anderen Dingen stehen, die vergeblich deine Aufmerksamkeit erregen wollen.

Dass du dich ablenken lassen kannst, ist eine positive Erkenntnis. Du kannst aufhören, dir Sorgen zu machen. Was allerdings nicht funktioniert, ist sich selbst von den Triggergedanken abzulenken.

Wenn du bestimmte Gedanken unterdrücken willst, bist du konstant mit diesen Gedanken beschäftigt und sie wirbeln durch dein Bewusstsein.

Sich von seinen Triggergedanken ablenken zu wollen, ist ein hoffnungsloses Unterfangen. Wir versuchen krampfhaft, unangenehme Gedanken zu vermeiden. Das, womit wir uns abzulenken versuchen, bekommt nie unsere volle Aufmerksamkeit. Orte und Menschen werden zu Kulissen und Statisten in einem ehrlich gesagt ziemlich egozentrischen Gedankenunterdrückungsprojekt.

Ablenkungsmanöver entwickeln sich leicht zu einem Teufelskreis. Wenn wir uns nie ganz auf das einlassen, was in unserem Umfeld geschieht, wird es immer schwerer, Interessen aufrechtzuerhalten, und das Innenleben füllt den Raum aus. Deshalb nützt es nicht, ein künstliches Gegengewicht zu den Triggergedanken aus positiven Gedanken, Beschwörungen, Affirmationen oder Bestätigungen zu konstruieren.

Schlechte Denkgewohnheiten

Normalerweise sind an ein Verhalten konkrete Handlungen gebunden, wie das Leeren der Waschmaschine, im Bett liegen bleiben oder jemandem etwas sagen oder schreiben. Auch wenn man sein Sich-Sorgen nicht sehen kann, ist es dennoch eine Handlung, aus der eine Gewohnheit werden kann, wenn man sie häufig genug wiederholt.

Am Ende haben wir Routine darin entwickelt, uns Sorgen zu machen. Wenn wir ausreichend Erfahrung darin gesammelt haben, sehen wir unsere aktive Beteiligung nicht mehr. Und auf einmal steht unser Verhalten, sich ständig Sorgen zu machen, in einer Reihe mit dem Schalten beim Autofahren oder den Routineaufgaben im Job, die wir unbewusst ausführen. So entsteht der Eindruck, wir würden das automatisch machen.

Sorgen stehen auf derselben Stufe wie jedes Verhalten, aus dem mit der Zeit eine Gewohnheit wird. Nehmen wir zum Beispiel das Fahrradfahren.

Wir sprechen von vier Lernphasen: unbewusst inkompetent – bewusst inkompetent – bewusst kompetent – unbewusst kompetent.

Du bist *unbewusst inkompetent*, wenn du keine Ahnung hast, dass es Fahrräder gibt, auf denen man fahren kann. Wenn dir klar wird, dass es welche gibt und du darauf fahren könntest, wirst du *bewusst inkompetent*.

Wenn du die Herausforderung annimmst und das Fahren übst, musst du dich voll darauf konzentrieren, damit es dir gelingt. In diesem Stadium bist du *bewusst kompetent*, weil du in vollem Bewusstsein handeln musst, um nicht zu stürzen.

Wenn du lange geübt hast, kannst du Fahrrad fahren, ohne darüber nachdenken zu müssen. Jetzt bist du *unbewusst kompetent*. Das bedeutet aber nicht, dass dein Fahrrad automatisch fährt. Das bedeutet nur, dass du deine Kompetenz, Fahrrad zu fahren, so verinnerlicht hast, dass es sich automatisch *anfühlt*.

So können wir auch unser Sorgen betrachten. Es fühlt sich automatisch an, aber es ist eine Handlung, die du unter Kontrolle hast. Die Kunst ist, sich dieser Kontrolle wieder bewusst zu werden. Sonst kannst du sie nicht zu deinem Vorteil nutzen.

Genau genommen ist das Sich-Sorgen nämlich sehr einfach zu kontrollieren. Es ist sehr einfach, das Sorgen ein- und wieder auszuschalten. Das kann ich den meisten Menschen innerhalb von fünf Minuten beibringen. Die Arbeit besteht darin, das sorgenfreie Verhalten zur Gewohnheit werden zu lassen, an der du auch festhältst, wenn du mit Triggergedanken bombardiert wirst.

Es ist ein hartnäckiger Mythos, dass es ein Persönlichkeitsmerkmal ist, sich Sorgen zu machen. Das ist so wenig Persönlichkeitsmerkmal, wie zu rauchen oder jeden Tag Pommes zu essen. Das Verhalten lässt sich leicht ändern, es kostet nur Kraft und Zeit, sich das neue Verhalten zur Gewohnheit werden zu lassen.

Das Gehirn liebt Gewohnheiten und entscheidet sich immer gern für bekannte Wege, auch wenn sie uns bisher ängstlich und unglücklich gemacht haben.

Du kannst das schon alles

Das Heilmittel gegen Angst besteht also nicht darin, die Kontrolle »zurückzugewinnen«. Es besteht in der Erkenntnis, dass du diese Kontrolle immer hattest und immer haben wirst.

Kannst du dir die Zähne mit einem Topfdeckel putzen? Nein. Bedeutet das, dass du dir die Zähne auch mit dem richtigen Werkzeug nicht putzen kannst? Nein. Du musst dir für deine Sorgen nur Werkzeuge anschaffen, die sich dafür eignen. Und damit hast du schon angefangen.

Wenn du nicht an einer Angsterkrankung leidest, hast du das Gefühl, deine Sorgen unter Kontrolle zu haben. Du machst dir wie alle anderen auch Sorgen, aber du kannst steuern, wie sehr oder wie wenig du dich sorgen *willst*.

Auch wenn du frisch verliebt bist, meldet sich vielleicht plötzlich die Angst, dass deine Liebe eines Tages nicht mehr erwidert werden könnte. Aber darüber machst du dir jetzt noch keine Sorgen.

Die Angst, dein Kind zu verlieren, kann in der Schwangerschaft bei dir auftauchen. Aber darüber willst du nicht nachdenken.

Nach einer überstandenen Krebserkrankung löst der Gedanke an einen Rückfall Angst in dir aus. Aber du kannst auch wieder aufhören, dir darüber Sorgen zu machen.

Es ist ein großer Unterschied, zu wissen, dass man sich Sorgen machen *könnte*, oder dies auch wirklich zu tun.

Kontrollverlust: Spontane Triggergedanken

↙ ↘

Überzeugung von Kontrollverlust

Ja, Sorgen sind unkontrollierbar. | *Nein, Sorgen sind kontrollierbar.*

↓ ↓

Reaktion
Mich beschäftigen meine Triggergedanken, ich kann sie nicht steuern.

Reaktion
Mich beschäftigen meine Triggergedanken nicht, ich kann sie steuern.

↓ ↓

Konsequenz
Anhaltende Angst

Konsequenz
Vorübergehende Angst

Seine Sorgen zu kontrollieren ist nicht gleichbedeutend mit dem Lösen aller Probleme, bis es keine mehr gibt. Es geht darum, sich keine Sorgen zu machen, obwohl es Gründe dafür gibt. Siehst du den Unterschied? Es geht darum, dass du das Gefühl hast, die Sorgen in Ruhe zu lassen, auch wenn dir tausend Schreckensszenarien einfallen.

Das Problem bei dieser metakognitiven Überzeugung, keine Kontrolle über deine Sorgen zu haben, ist, dass du diese Kontrolle natürlich nicht nutzt, weil du sie in deiner Wahrnehmung ja auch gar nicht hast. Warum solltest du Energie für etwas aufbringen, das in deinen Augen unmöglich ist?

Du hast das Gefühl, dass deine Sorgen ein Eigenleben führen und über dein Leben bestimmen? Sie haben die Macht und das Recht, jederzeit deine Aufmerksamkeit in Anspruch zu nehmen? Du wirst erleben, wie einfach es ist, einen neuen Kurs vorzugeben. Versprochen!

2. ÜBERZEUGUNG

Gefahr durch Sorgen

Wenn du dir Sorgen machst, löst das augenblicklich Angstgefühle in dir aus. Du kannst nicht entspannen, solange du dir Sorgen machst.

Versuch es doch einmal:

Mach dir Sorgen, dass du eines Tages sterben wirst, und versuch gleichzeitig, dich zu entspannen. Das ist unmöglich. Sorgen und negative Gedanken führen immer zu Unwohlsein und Verunsicherung.

Aber wie gesagt: Nicht die Sorgen sind die Auslöser deiner Angst. Sondern diese stellt sich dann ein, wenn du die negative Überzeugung hast, deine Sorgen nicht kontrollieren zu können.

Die Überzeugung vom Kontrollverlust ist bei einer Angsterkrankung *immer* zur Stelle. Aber es gibt noch eine weitere negative Überzeugung, die sich häufig meldet und das Sorgenkarussell weiterdreht. Das ist die Überzeugung, dass das Sorgen an sich gefährlich ist und einem schaden kann.

Die Angst ist weitverbreitet, dass das Grübeln und Sich-Sorgen zu einer psychischen Krankheit führen oder Anzeichen dafür sind, dass man den Verstand verliert. Auch die Angst, dass dadurch physische Schäden wie Schlaganfälle, Hirnblutungen oder Krebs entstehen können, ist groß.

Wenn man dieser Gefahrenüberzeugung ist, hat man nicht wie andere Menschen nur unangenehme Gefühle, wenn man sich Sorgen macht. Man wird dies als Anzeichen einer bevorstehenden Katastrophe sehen und massive Angst entwickeln. Das sind oft die Verursacher von Panikattacken, die sich in Form von extremer und lähmender Angst zeigen.

Die Kombination aus der Überzeugung von Kontrollverlust und der Gefahrenüberzeugung ist besonders bedrückend. Wenn man sein Sich-Sorgen nicht kontrollieren kann und *zusätzlich* davon überzeugt ist, dass es schädlich ist, ist das der pure Horror.

Man wird zu einer tickenden Zeitbombe, die jeden Augenblick explodieren kann. Die Konsequenz dieser Gefahrenüberzeugung ist leider, dass man sich *noch mehr* Sorgen macht.

Ein paar Beispiele für Gefahrenüberzeugungen:

» Ich werde krank, weil ich mir so viele Sorgen mache.
» Stress und Nervosität schaden meinem Gehirn.
» Negative Gedanken machen mich schwach.
» Angst belastet meinen Körper extrem.
» Ich werde verrückt, wenn die Angst zu groß wird.
» Dieses Herzrasen kann nicht gesund sein.
» Dieser Druck im Kopf, das könnte ein Anzeichen von einem Schlaganfall sein.
» Wenn mein Puls weiterhin so rast, dann werde ich sterben.

Sorge wegen des Sorgens

Fassen wir mal zusammen: Nicht die Sorgen lösen Angsterkrankungen aus, sondern die Überzeugungen vom Kontrollverlust und die *Sorgen wegen des Sorgens.*

Es liegt doch auf der Hand. Wer würde keine Angst bekommen, wenn unsere eigenen Gedanken, Gefühle und Empfindungen unkontrollierbar und bösartig wären und uns schaden könnten? Ich wäre gelähmt vor Angst. Und genauso habe ich damals auch reagiert.

Zum Glück handelt es sich nur um metakognitive Überzeugungen, an denen weiter nichts dran ist.

Denn Sorgen sind weder unkontrollierbar noch gefährlich!

Wenn du vor deinen Sorgen Angst hast und glaubst, dass sie dir schaden können, dann müssen deine metakognitiven Überzeugungen dringend zur Inspektion, damit du dir neue und konstruktive Überzeugungen zulegen kannst.

Solange du Angst vor deinem Innenleben hast – dem körperlichen und dem mentalen –, wirst du die Angst niemals ablegen können. Wenn du glaubst, dass die Gefahr in dir schlummert, gibt es keinen Ausweg.

Sorgen sind problematisch, aber nur in der Hinsicht, dass sie durch die Angstsymptome unsere Lebensqualität einschränken. Psychischen oder physischen Schaden können sie nicht anrichten. Auch nicht bei besonders stark ausgeprägten Angstsymptomen. Wir können Herzrasen, Schwindel und Zitteranfälle haben, ohne dass dadurch in Kopf oder Körper etwas kaputtgeht.

Auch unsere Vorfahren haben sich Sorgen gemacht. Diese mentale Fähigkeit hat unser Überleben als dominante Spezies ermöglicht, trotz der begrenzten physischen Fähigkeiten. Diejenigen, die sich keine Sorgen machten, haben nicht überlebt. Sie haben giftige Pilze gegessen, wurden von gefährlichen Raubtieren angegriffen oder haben sich mit den falschen Stammesoberhäuptern angelegt. Neugeborene, deren Mütter sich keine Sorgen machten, haben nicht lange überlebt.

Auch in unserer modernen Gesellschaft gibt es unzählige Anlässe, sich Sorgen zu machen. Die meisten von uns machen sich im Laufe ihres Lebens große Sorgen, aber das schadet niemandem und macht auch niemanden krank. Es macht uns nur ängstlich.

Wenn wir uns über nichts Sorgen machen würden, wären wir gleichgültig. Und wenn wir nicht ab und zu im Sorgensumpf versinken würden, wären wir übermenschliche, dauerglückliche Superhelden. Es ist normal und notwendig, die Gefahrenkontrolle zu aktivieren und sich Sorgen zu machen. Aber in Maßen! Nicht die Sorgen sind das Problem, sondern unsere metakognitiven Überzeugungen davon.

Deine Angst rettet dich

Auch die Angst ist ein natürlicher Überlebensmechanismus, der die Evolution nicht überstanden hätte, wenn er für den Nutznießer des Mechanismus eine Gefahr dargestellt hätte. Das wäre ein massiver Fehler der Evolution, wenn der Warnapparat gesundheitsschädlich wäre.

Herzrasen und ein Anstieg des Blutdrucks erhöhen die Blutzufuhr im Körper und versetzen uns in die Lage, schnell zu reagieren. Das Herz pumpt bei Gefahr auch vermehrt Blut ins Gehirn, damit wir nicht ohnmächtig werden. Superraffiniert!

Wenn ein schneller Herzschlag und die anderen Angstsymptome gefährlich wären, müsste das auch für Bewegung gelten. Bewegung ist aber nicht gefährlich. Im Gegenteil. Bewegung hat unzählige Vorteile. Wir können nur das Gefühl nicht leiden, vollkommen ausgepowert zu sein, wenn wir uns nicht vorgenommen haben, uns richtig auszupowern. Deshalb erleben wir die Auswirkungen eines intensiven Trainings und die Angstsymptome unterschiedlich.

Die Reaktion auf Angstauslöser empfindest du als unangenehm. Aber nicht, weil dein Körper und dein Geist in Auflösung begriffen sind. Unser Gehirn koordiniert unsere Gedanken und Gefühle so effektiv, damit wir unsere zur Verfügung stehende Energie bei Gefahr angemessen und geistesgegenwärtig einsetzen können.

Wenn sich dein Körper in Alarmbereitschaft befindet, gellt es durch alle Körperzellen: »Los geht's – jetzt zeigen wir mal, was wir draufhaben!« Dem Körper tut es gut, zwischendurch den Turbo einzuschalten. So wie bei einem Automotor, dem es ebenfalls guttut, gelegentlich maximale Leistung abzurufen.

Die Angst sorgt dafür, dass wir unser Überleben nicht torpedieren. Sie hindert uns daran, etwas Dummes zu tun, wie zum Beispiel am Strand die teure Designerbrille zu suchen, während wir aus dem Augenwinkel eine richtig hohe Welle auf uns zurollen sehen. Unser schlaues Gehirn hemmt die Impulskontrolle und erhöht dadurch unsere Handlungsfähigkeit. Dadurch wird das Bedürfnis unterdrückt, besonnene Entscheidungen zu treffen, damit wir nicht erst noch die Möglichkeit einer Flucht abwägen, sondern sofort die Beine in die Hand nehmen.

Angst rettet Leben. Sie befähigt uns dazu, bei Gefahr zu reagieren und somit unser Überleben zu garantieren. Wenn wir keine Angst empfinden könnten, wären wir nicht in der Lage, auf uns aufzupassen. So gesehen ist die Angst das größte Geschenk der Evolution. Nicht nur für jedes Individuum, sondern für die ganze Menschheit.

Die Evolution hat an jedem Einzelnen kein Interesse, aber sie ist sehr daran interessiert, die Art zu erhalten. Ob wir uns mit unseren Angstgefühlen beschäftigen oder nicht, hat für sie keine Relevanz. Hauptsache wir retten uns, wenn Gefahr in Verzug ist, um das Überleben der Spezies zu sichern. Angst ist ein nützliches und sehr wichtiges Gefühl, auf das wir nicht verzichten können.

Bedrohungen und Gelegenheiten

Angst ist eine natürliche Reaktion, die für unsere Vorfahren essenziell war, um beispielsweise vor gefährlichen Raubtieren zu fliehen oder um ihr Leben kämpfen zu können. Obwohl wir heute auf wesentlich mehr Möglichkeiten und Ressourcen zurückgreifen können und ein viel beschützteres Leben in einer zivilisierten Welt führen, brauchen wir diese Reaktion nach wie vor.

Zum einen können wir jederzeit in gefährliche Situationen geraten. Im Straßenverkehr, auf einem Badeausflug oder in sozialen Zusammenhängen, in denen wir uns ausgeliefert oder angegriffen fühlen.

Zum anderen benötigen wir diese Reaktion, wenn wir unbekannte Situationen meistern wollen. Wenn wir beispielsweise eine Prüfung ablegen oder einen Wettkampf absolvieren müssen – oder wenn wir gespannt auf einen günstigen Augenblick warten, um zu agieren.

Nehmen wir zum Beispiel den Leistungssport. Bevor eine Sportlerin zum Wettkampf antritt, ist sie nicht die Ruhe selbst, sondern nervös und angespannt. Kein Wunder, wenn man bedenkt, was auf dem Spiel steht. Monatelang hat sie trainiert, Schweiß und Tränen vergossen, um sich auf den Wettkampf vorzubereiten.

Die Sportlerin beherrscht ihr Handwerk, aber in dem Moment, wenn die Leistung abgerufen werden soll, kommen Angst und Unsicherheit auf. Denn die Konkurrenz hat genauso hart trainiert. Den Kopf voller Triggergedanken, den Körper voller Angstgefühle wirft sie sich in die Ungewissheit, während sie ihr Ziel nicht aus den Augen lässt.

Es gibt keinen geheimen Knopf, der gedrückt werden kann, um sich zu beruhigen. Das wäre auch fatal, denn gerade wird alle Energie gebraucht, die mobilisiert werden kann. Aber unsere Sportlerin hat keine Angst vor den intensiven Gefühlen, sondern will sie freisetzen. Denn sie will diese dafür einsetzen, wofür sie gedacht ist – alles zu geben.

Die Angstreaktion treibt uns an, sowohl Bedrohungssituationen zu meistern als auch Gelegenheiten zu nutzen.

Süßes und Saures

Der moderne Mensch will keine negativen Gedanken und Gefühle erleben, weil unsere Gesellschaft – vor allem in der Welt der Therapie – damit beschäftigt ist, jede Form des Unbehagens zu beseitigen.

Im Job werden wir angehalten, positiv zu denken. In der Psychotherapie lernen wir, unsere negativen Gedanken umzuformen. Bei der Ärztin oder dem Arzt bekommen wir, wenn wir gestresst sind und unter Angst leiden, eine Krankmeldung und Rezepte für Glückspillen.

Aufklärungskampagnen fordern uns auf, ein wachsames Auge auf unsere Gedanken und Gefühle zu haben, um beim geringsten Anzeichen von Stress und Traurigkeit eingreifen zu können. Wir befinden uns auf einem kulturellen Kreuzzug gegen negative Gedanken und Gefühle und werden von vielen Seiten mit Gefahrenüberzeugungen gefüttert.

Aber belastende Gedanken und Gefühle gehören zum Leben. Es besteht daraus, seine Träume zu erfüllen, den Sinn des Lebens zu finden und seine Ziele zu formulieren, für etwas zu kämpfen, das einem wichtig ist, etwas Neues und Anspruchsvolles zu lernen und auf sich und seine Lieben aufzupassen. Das alles ist unmöglich ohne die Bereitschaft, *auch* seine negativen Gedanken und Gefühle anzunehmen.

Darüber wird selten gesprochen. Meistens geht es darum, die negativen Gedanken und Gefühle so schnell wie möglich wieder loszuwerden. Wir geben Sinnsuche und Ziele auf, damit es nicht wehtut. Die Konsequenz davon ist, dass wir uns verkehrt und einsam fühlen, wenn wir dann schwere Gedanken und Gefühle haben. Denn das Leben soll doch stressfrei, angstfrei und sorgenlos sein.

Aber ein sinnvolles Leben bietet die ganze Klaviatur an Gefühlen. Es ist ein kulturelles Dogma, dass negative Gedanken und Gefühle ein Problem sind. Die Folge davon ist, dass wir konstant unseren Gefühlszustand messen und mit unrealistischen Glückszuständen vergleichen.

Glück ist nicht von Dauer. Glück ist ein wunderbarer Nebeneffekt, ein kurzes Aufblitzen, während wir andere Dinge tun. Die meiste Zeit sind wir damit beschäftigt, Probleme und Aufgaben zu lösen, ohne uns darüber bewusst zu sein, was wir dabei fühlen. Wenn die Aufgaben herausfordernd sind, werden wir nervös und ängstlich. Wenn es uns gelingt, sie zu lösen, erleben wir Freude und Erleichterung. Aber keines dieser Gefühle hat Bestand.

Entspannung trotz Anspannung?

Wir tun alles, um die negativen Gedanken und Gefühle zu vermeiden. Wir betäuben uns mit Alkohol, trösten uns mit Essen, isolieren uns, geben das Studium auf oder verabschieden uns von unseren Karrierewünschen. Das sind alles ungeeignete Bewältigungsstrategien, schädliches CAS, das tatsächliche Probleme erzeugt und neuen Sorgen den Weg ebnet.

Es ist durchaus bekannt, dass großangelegte Gesundheitskampagnen genau das Gegenteil bewirken. Sie motivieren das Verhalten, vor dem sie eigentlich warnen wollen. Die Anti-Raucher-Kampagnen zum Beispiel lösen Schuldgefühle, Selbstkritik und Stigmatisierung aus, was oft den Drang verstärkt, noch mehr zu rauchen, um diese unangenehmen Gefühle zu betäuben.

Derselbe Mechanismus kann ausgelöst werden, wenn wir unter Angst leiden und durch die Medien von den bedrohlichen Ursachen und Konsequenzen von Angst erfahren. Diese Botschaften werden selten mit Optimismus und der Zuversicht aufgenommen, dass es einen Ausweg gibt. Die meisten fühlen sich überwältigt, machen sich zusätzliche Sorgen und entwickeln noch mehr Angst.

Die angstdämpfenden Techniken wie Atemübungen oder Body Scan wirken isoliert betrachtet sogar. Aber wenn eine Gefahrenüberzeugung dahintersteckt, hebt sich ihre Wirkung wieder auf.

Diese Techniken sind hervorragend für jene geeignet, die keine negativen metakognitiven Überzeugungen haben und nicht unter Angst leiden. Hat man aber negative metakognitive Überzeugungen, haben diese Techniken keinen lang anhaltenden Effekt.

Eine Entspannungsmassage zum Beispiel kann zu einer Herausforderung werden. Wie soll man loslassen, wenn man das Gefühl hat, vor Anspannung zu platzen? Selbst wenn die Massage beruhigt, werden die Sorgen wieder in alter Montur dastehen, sobald der Masseur die Hände weggenommen hat.

Ändern wir das Steuerungssystem und befreien uns von der Gefahrenüberzeugung, werden die unguten Gedanken und Gefühle zwar nicht verschwinden. Aber uns wird es viel besser gehen, wenn wir sie nicht abwehren, sondern angemessen auf sie reagieren können. Das ist die große Kunst, um sich aus den Fängen der Angst zu befreien.

Sehen wir uns ein paar der typischsten Angstsymptome ein bisschen genauer an. Mir ist es wichtig, dass du erkennst, dass deine Symptome alle gutartig sind und keinen Schaden anrichten. Das gilt auch für die starken Gefühle, die deine Angst nähren. Aber zuerst sehen wir uns das Aufmerksamkeitsdefizit, die Konzentrationsschwierigkeiten und Gedächtnisprobleme näher an.

Aufmerksamkeitsdefizit, Konzentrationsschwierigkeiten und Probleme mit dem Erinnerungsvermögen

Die negative Erklärung lautet: Wer Probleme mit seiner Aufmerksamkeit, seiner Konzentration oder seinem Erinnerungsvermögen hat, dessen Gehirn ist geschädigt.

Die positive Erklärung lautet: Das Gehirn ist intakt, aber alle Kräfte werden von den Sorgen absorbiert.

Vielen Betroffenen fällt es schwer, sich länger am Stück auf eine Sache zu konzentrieren. Sie haben auch Defizite bei der Konzentration und mit ihrem Erinnerungsvermögen. Das kann uns in Panik versetzen, weil wir das als Anzeichen dafür sehen, dass unser Gehirn nicht richtig funktioniert.

Vielleicht stand irgendwo, dass unser Gehirn durch Stress beeinträchtigt werden und das Erinnerungsvermögen schrumpfen kann. Diese Information gibt leider selten Anlass dazu, sich weniger Sorgen zu machen, um den Stress zu reduzieren, sondern befördert das Gegenteil.

Stell dir Folgendes vor: Du sitzt im Wohnzimmer und liest in diesem Buch hier eben diese Zeilen. Plötzlich riechst du etwas, Rauch, und spürst ein Brennen in der Nase. Du siehst, wie der Rauch unter der Tür hervorquillt. Setzt du deine Lektüre jetzt fort? Ich vermute mal nicht. Du wirfst das Buch in die Ecke und meisterst die Situation. Kann ich dir jetzt vorwerfen, dass du ein Aufmerksamkeitsdefizit hast, weil du unkonzentriert bist und wahrscheinlich gerade nicht weißt, worum es in dem Buch geht? Nein. Ich kann von deinem Verhalten nur ableiten, dass deine Aufmerksamkeit von etwas anderem beansprucht war als dem Buch.

So sieht es auch aus, wenn du Angst hast. Wenn du dein Augenmerk dann auf die Angst gerichtet hast und nicht mehr aufmerksam bei der vorherigen Sache bist, liegt es nicht daran, dass etwas mit deiner Aufmerksamkeit oder deinem Konzentrations- und Erinnerungsvermögen nicht stimmt. Du richtest deine Energie nur auf etwas anderes. Nämlich auf die hektische Aktivität in deinem Kopf, auf deine Panikgedanken und ängstlichen Gefühle.

Deshalb nimmst du nicht wahr, was unmittelbar vor deiner Nase passiert, und kannst dich hinterher nicht erinnern, was passiert ist oder gesagt wurde. Du nutzt die gesamte Bandbreite deines Gehirns für Sorgen. Aber diese kognitiven Symptome sind keine Anzeichen einer Schädigung, sie sind nur CAS-Symptome.

Starke Gefühle

Die negative Erklärung lautet: Starke Gefühle sind Anzeichen einer psychischen Krankheit.

Die positive Erklärung lautet: Wir haben starke Gefühle, weil wir Menschen sind. Aber die starken Gefühle haben keine Kontrolle über uns. Die haben wir.

Kein Zweifel, Menschen mit einer Angsterkrankung leiden sehr. Der Unterschied zwischen den Angstgefühlen, die ich habe, und denen, die du hast, ist – *tadaaa* – gleich null. Es gibt keinen Unterschied. Wenn du an Angst leidest, hast du die unangenehmen Gefühle nur über einen längeren Zeitraum.

Deine Haltung zu den starken Gefühlen aber macht den Unterschied aus, wie du sie wahrnimmst und wie deine Reaktion auf sie ausfällt. Wenn du davon überzeugt bist, dass sie dir schaden können, wird es dir damit sehr schlecht gehen und du wirst heftig auf sie reagieren.

Du kannst davon überzeugt sein, dass sie dich verschlingen, überwältigen, dich in einen dunklen Strudel reißen, dich wahnsinnig machen, einen Schlaganfall oder eine Hirnblutung auslösen, Krebs oder etwas anderes Schreckliches verursachen. Kein Wunder, dass du davor Angst hast.

Und kein Wunder, dass du sie überwachen, vermeiden, evaluieren musst, dir Sorgen über sie machen, mit anderen darüber sprechen, dich über sie informieren und sie zu betäuben versuchen musst. Mit anderen Worten, du musst »cassen« – mit dem einzigen Effekt, dass dir die Gefühle länger erhalten bleiben. Es ist unmöglich, Gefühle loszulassen, mit denen du dich ununterbrochen beschäftigst.

Auch wenn du an einem guten Tag nur zur Sicherheit dein Angstniveau überprüfst, wirst du Angst spüren. Unser Geist funktioniert so, er bekräftigt unsere Hypothesen. Wenn du die Angst suchst, wirst du sie finden. Und plötzlich ist der gute Tag passé.

Wenn du nicht »casst«, halten sich die unangenehmen Gefühle nicht so lange. So geht das übrigens auch mit Gefühlen, die wir durchaus gerne länger halten würden. Die Freude über die Steuerrückzahlung oder den Sonnenuntergang nimmt wieder ab, wenn wir sie nicht hegen und pflegen.

Auch nach einem herausragenden Date bleibt der Rausch nicht für immer. Wenn wir davon erzählen, können wir erneut an die Gefühle andocken, aber sobald wir uns mit etwas anderem beschäftigen, verschwinden sie wieder.

Keine Angst vor Stinkesocken

Kennst du Naschbohnen? Die bohnenförmigen Zuckerpastillen, die es in Hunderten von Geschmacksrichtungen wie Erdbeere, Karamell, Zuckerwatte gibt? Vor einigen Jahren kam dazu auch ein Spiel auf den Markt: Nacheinander drehen die Teilnehmer eine Art Glücksrad und müssen die Bohne essen, auf die der Zeiger schließlich deutet.

Die Spannung besteht darin, dass die Hälfte der Bohnen nach etwas Ekligem schmeckt, nach Popel, Erbrochenem, faulen Eiern oder eben Stinkesocken, während die andere Hälfte lecker nach Kokos, Birne oder Vanille schmeckt. Manche Sorten schmecken in der

Tat so widerlich, dass man einen Würgereiz bekommen kann und sie sofort ausspucken will.

Muss demjenigen, der eine eklige Bohne erwischt hat, sofort der Magen ausgepumpt werden? Nein, natürlich nicht. Das ist ein vollkommen ungefährliches Spiel, auch wenn der ein oder andere würgen muss.

Kinder und Erwachsene lachen sich kaputt, haben aber auch ein bisschen Angst, wenn sie sich eine Bohne in den Mund stecken müssen. Sie wissen aber, dass selbst von einer Naschbohne mit Popelgeschmack keine Gefahr ausgeht. Auch wenn sie widerlich schmecken, sind sie wie die anderen aus Zucker gemacht und genauso unschädlich.

Stell dir vor, man würde den Teilnehmern sagen, dass in den Zuckerbohnen *tatsächlich* faule Eier und Erbrochenes wären. Glaubst du, ihnen würde es anders bei dem Spiel gehen, wenn sie davon überzeugt wären, dass der Geschmack nicht künstlich wäre, sondern die Süßigkeiten dezidiert gesundheitsschädlich wären? Selbstverständlich.

Was wir über unsere Gefühle denken, hat eine große Bedeutung. Wenn wir glauben, dass sie unschädlich sind, können wir gut damit umgehen. Wenn wir glauben, dass sie schädlich sind, machen wir uns Sorgen und bekommen Angst.

Unsere Gefühle sind wie die Naschbohnen. Einige sind angenehm, andere nicht, aber keines davon ist schädlich. Es sind alles unschädliche Gefühle mit unterschiedlichem Geschmack. Manche mögen wir mehr, manche weniger.

Gefühle haben keine Macht. Das Einzige, was sie bewirken können, ist, dass du sie fühlst.

CAS-Reaktionen hingegen können schädlich für uns sein, wenn wir uns isolieren, das Studium abbrechen, Drogen nehmen oder etwas Ähnliches. Gefühle aber sind vollkommen unschädlich. Wir wollen sie manchmal bloß nicht haben.

Gefühle reagieren unmittelbar auf Triggergedanken, aber sie haben keinen Einfluss auf die Gedanken, die im Schlepptau der Triggergedanken auftauchen. Gefühle können Triggergedanken auslösen, aber *du* bestimmst, ob du lange auf ihnen herumkauen willst.

Die Tatsache, dass Gefühle unser Denken nicht beeinflussen, nutzt man bei der Ausbildung von Soldaten, wenn man den Umgang mit Angst trainiert. Sie sollen weder flüchten noch irrational handeln, sondern rational bleiben, auch wenn sie Angst haben.

Deshalb absolvieren sie Stresstrainings, bevor sie in ein Krisengebiet geschickt werden. In Übungen, Simulationen und Rollenspielen werden sie in Situationen gebracht, die Angstsymptome auslösen. Ziel ist es nicht, dass die Angst verschwindet. Im Gegenteil. Wie bereits erwähnt, verleiht ihnen die Angst die lebensnotwendige Energie und Handlungskraft.

Die Soldaten sollen erfahren, dass sie trotz der Angst gute und zielorientierte Entscheidungen treffen können. Sie lernen, dass sie ihre Aufmerksamkeit immer unter Kontrolle haben und ihre Gedanken nichts mit ihren Gefühlen zu tun haben.

Sich-Sorgen macht nicht verrückt!

Viele meiner Patienten haben Angst, dass ihre massiven Angstzustände sie verrückt machen. Oft sitzen sie dann vor mir – vollkommen zurechnungsfähig – und argumentieren hartnäckig, minutiös und strukturiert, warum sie am Rande des Wahnsinns stehen.

Obwohl sie sich zum Teil seit Jahren so fühlen, sind sie noch immer nicht verrückt geworden. Obwohl sie Bibliotheken an Sorgen und Gedanken gewälzt haben. Und sie werden auch nicht geisteskrank. Im klinischen Sinne ist man verrückt, wenn man verrückt ist. Aber Angst macht nicht psychotisch, sonst wären wir das alle ab und zu, und dies ist nicht der Fall.

Das Problem ist also nicht, dass meine Patienten ein erhöhtes Risiko haben, wegen ihrer Sorgen verrückt zu werden.

Das Problem ist, dass sie es nicht sein lassen können, sich Sorgen zu machen, und ihre Symptome als Hinweise deuten, dass die Katastrophe bevorsteht. Siehst du den Unterschied?

Es geht mir gut, weil es mir schlecht geht

Ein Leben ohne Angst ist unmöglich.

Angst ist ein normales, wenn auch unangenehmes Gefühl. Aber du kannst ein Leben ohne anhaltende Angst führen.

Anhaltende Angst entsteht, wenn du mit »Cassen« auf Triggergedanken reagierst. Wenn du das nicht tust, wirst du feststellen, dass das normale Gefühl von Angst von allein wieder verschwindet.

Nur weil du deine Gefahrenüberzeugungen änderst, wirst du nicht für den Rest deines Lebens vor belastenden Gedanken und Gefühlen verschont bleiben. Aber dir wird es besser gehen, weil du besser mit ihnen umgehen kannst. Das ist die Kunst.

Auf dem Weg aus der Angst geht es nicht darum, dass es einem immer gut geht. Du sollst ein realistisches Verhältnis zu deinen Triggergedanken und Sorgen entwickeln. Du wirst im Laufe deines Lebens, wie alle anderen auch, hin und wieder doofe Sachen erleben und Grund zur Sorge haben. Aber das ist nicht schädlich und mithilfe der Methoden, die du lernen wirst, kannst du jederzeit die Sorgenbremse ziehen.

Meine persönliche Dienstagshölle

Bevor wir uns von den Gefahrenüberzeugungen abwenden, will ich dir noch eine persönliche Geschichte erzählen.

Eines Tages erzählte ich einem Freund, der DJ und Musiker ist, dass ich immer total aufgedreht bin, wenn ich bis spät am Abend noch arbeite.

Als wäre ich auf einem Rockkonzert gewesen. Ich habe ein Rauschen im Ohr, zittere am ganzen Körper und kann nicht zur Ruhe kommen. Dann streune ich rastlos durchs Haus und kann mich nicht meiner Familie anschließen, die gemütlich zusammensitzt. Einer von ihnen sagt dann immer: »Solltest du nicht mal weniger arbeiten? Du stirbst sonst noch vor Stress!«

Mein Freund starrte mich fassungslos an und rief: »Dir geht es auch so? Ich dachte, so geht es nur Musikern. Deshalb saufen wir alle so viel und zertrümmern Hotelzimmer. Was machst du denn stattdessen?«

»Gar nichts«, lautete meine Antwort. Aber seine Äußerung hat mich getriggert und ich denke: *Verdammt, was ist, wenn er recht hat und ich das nicht mehr lange mitmachen kann?* Ich ließ den Gedanken stehen, obwohl er mir Angst machte.

Ich habe mir selbst die Disziplin beigebracht, mir keine Sorgen zu machen, wenn es mir schlecht geht. Weil es mir sonst nur immer schlechter geht und ich nicht mehr unterscheiden kann, ob ich wirklich ein Problem habe oder nur erschöpft bin. Ich habe keinen Überschuss, kann nicht klar denken und schiebe die Sorgen beiseite.

»Und, was machst du dann?«, wiederholte mein Freund.

»Ich mache gar nichts. Irgendwann gehe ich ins Bett, weil ich weiß, wie müde ich bin. Ich habe Stresssymptome und meine Triggergedanken toben in mir. Das Rauschen im Ohr ist wie ein elektrisches Konzert in meinem Kopf, mein Herz rast und es fühlt sich an, als würden Ameisen über meinen Körper krabbeln. Die Symptome führen ihr Eigenleben, aber ich kümmere mich nicht darum.«

»Und du denkst nicht darüber nach, wie es dir geht? Dass es dir schlecht geht?«, fragte er.

»Das weiß ich doch schon. Darüber muss ich mir keine weiteren Gedanken machen«, antwortete ich ihm.

Dann wache ich am nächsten Morgen auf und weiß, dass ich offensichtlich irgendwann eingeschlafen bin. Ich stehe auf, mache Tee und weich gekochte Eier. Ich scanne nicht, ob irgendwo Gefahren lauern, und ich grüble auch nicht über das Gestern. Meine

Gedanken und Gefühle haben sich selbst reguliert und ich muss das Erlebte nicht weiter bearbeiten und analysieren.

Ich habe mir über diese Tage schon öfter Gedanken gemacht. Aber ich bin zu dem Schluss gekommen, dass diese langen Arbeitsdienstage es mir wert sind. Ich will es so und deshalb gibt es keinen Grund, mich zu lange mit den Stresssymptomen aufzuhalten, die dadurch entstehen können.

Ich bin nicht besonders stressresistent, aber meine Bewältigungsstrategien zeichnen sich durch hohe Disziplin aus und machen mich robuster, damit ich meine Ziele erreichen kann. Wenn ich diese langen Arbeitstage aufgeben würde, um die Triggergedanken und Symptome zu vermeiden, würde ich nicht erleben, dass sie temporär sind und ich sie meistern kann. Wenn ich stattdessen Hotelzimmer zertrümmern oder die Gefühle mit Alkohol betäuben würde, wären ganz andere Probleme vorprogrammiert.

Niemand von uns geht voller Selbstvertrauen, entspannt und frei von Stress durchs Leben. Zum Menschsein gehören unangenehme Gefühle in stressigen Situationen dazu.

Allerdings halte ich nicht an Aktivitäten fest, deren Sinn sich mir nicht erschließt oder die ich hasse. Das würde ich niemandem empfehlen.

Worauf ich hinauswollte, ist, dass du auch stressige Dinge tun kannst, die dir wichtig sind, wenn du nicht ins CAS verfällst.

Welchen Preis bezahlst du?

Die Überzeugung, dass man Unangenehmes vermeiden sollte, ist das größte Hindernis für ein zufriedenes Leben. Denn es lässt uns Wünsche, Ambitionen und Projekte aufgeben, die uns Selbstvertrauen und gute Gefühle bescheren würden.

Wir haben alle mal schlechte Tage, an denen wir von Stress, Angst und Zweifeln geplagt werden. Wenn wir deshalb darauf verzichten, unsere Träume zu verwirklichen, bezahlen wir einen zu hohen Preis.

Wenn wir es deshalb vermeiden an Unternehmungen teilzunehmen, Leute einzuladen, etwas Neues auszuprobieren oder uns aus Angst krankmelden, vergeben wir die Gelegenheit, uns an Unbekanntem auszuprobieren und uns und anderen zu zeigen, dass wir es schaffen können. Wir lassen zu, dass unsere Gefühle uns den Weg zu bereichernden Erlebnissen und Erkenntnissen versperren.

Es ist kein Problem, dass du – wie alle anderen Menschen – negative Gedanken und Gefühle hast. Die Probleme entstehen erst dann, wenn du den negativen Gedanken und Gefühlen die Kon-

Gefahrenüberzeugung: Spontane Triggergedanken

↙ ↘

Gefahrenüberzeugung

Ja, Sorgen sind schädlich.	*Nein, Sorgen sind nicht schädlich.*
↓	↓
Reaktion	**Reaktion**
Ich habe Angst, verrückt zu werden. Ich habe Angst, durch meine Sorgen, Gedanken und Gefühle physischen Schaden zu nehmen. Darüber mache ich mir große Sorgen.	*Ich habe keine Angst vor meinen Sorgen, Gedanken und Gefühle. Darüber mache ich mir keine Sorgen.*
↓	↓
Konsequenz	**Konsequenz**
Anhaltende Angst	*Vorübergehende Angst*

trolle über deine Handlungen überlässt. Ersteres kannst du nicht ändern, Zweiteres schon, das liegt in deiner Macht.

Ich hoffe, du bekommst langsam eine Ahnung davon, dass nicht dein Stress, deine Angst und deine Sorgen das Problem sind, sondern das, was du deshalb tust oder nicht tust. Seine negativen Gedanken und Gefühle kontrollieren zu wollen, ist nicht nur unmöglich, sondern auch unnötig. Es stiehlt dir nur Energie und lenkt dich vom eigentlichen Sinn des Lebens ab: es zu leben.

Du wirst in den Übungen lernen, den Kampf gegen dein Inneres aufzugeben. Kein Schattenboxen mehr! Es gibt keinen wirklichen Gegner.

3. ÜBERZEUGUNG

Positiver Nutzen des Sich-Sorgens

Wir wissen jetzt, dass unser Gehirn nicht unter einem chemischen Ungleichgewicht leidet und wir auch nicht größere Probleme haben als andere, selbst wenn wir an einer Angsterkrankung leiden. Wir machen uns Sorgen, weil wir nicht das Gefühl haben, damit aufhören zu können. Zusätzlich machen wir uns unter Umständen auch Sorgen über die schädlichen Nebenwirkungen des Sorgens.

Es gibt neben der Überzeugung von Kontrollverlust und der Gefahrenüberzeugung noch eine dritte metakognitive Überzeugung, die unser Bedürfnis verstärkt, uns Sorgen zu machen. Das sind die positiven Überzeugungen.

Diese Überzeugungen sind weitverbreitet, aber sie werden nicht als *positiv* bezeichnet, weil sie uns nutzen, sondern weil *wir glauben, dass sie uns nutzen.*

Wir hoffen, dass wir auf diesem Weg Lösungen finden und Erfolg haben. Bleibt der Erfolg aus, müssen wir uns weiter Sorgen machen. Die positiven Überzeugungen suggerieren uns, dass wir auf diese Weise Gefahren aufdecken und Antworten auf die großen und kleinen Fragen des Lebens finden können.

Ein paar Beispiele für positive Überzeugungen:

» Wenn ich mich nicht auf meine Probleme konzentriere, löse ich sie nicht.
» Sorgenfreie Menschen sind gleichgültig.
» Ich kann Dinge besser bewältigen, wenn ich mir darüber Sorgen mache.
» Meine Sorgen sind Ausdruck meiner Wachsamkeit.
» Wer sich Sorgen macht, übernimmt Verantwortung.
» Ich verhindere das Entstehen von Problemen, indem ich mir viele Sorgen mache.
» Ich gewinne tiefe Einsichten, wenn ich mir Sorgen mache.
» Ich bereite mich auf Dinge vor, indem ich mir Sorgen mache.
» Ich kann besser mit Herausforderungen umgehen, wenn ich mir vorher Sorgen mache.

Wenn du diese positiven Überzeugungen teilst, wirst du keine Veranlassung haben, deine Sorgen einzustellen. Du bist dann der Meinung, dass du etwas Wertvolles verlieren würdest oder schwerwiegende Probleme bekommen könntest. Schon der Gedanke daran, sich keine Sorgen mehr zu machen, kann Angst auslösen.

Einige meiner Patienten teilen die positiven Überzeugungen, dass es unverantwortlich wäre, seine Sorgen nicht ernst zu nehmen. Sie haben das Gefühl, dass das der einzige Weg ist, um die Angst loszuwerden.

Die Konsequenz aber ist, dass sie sich unendlich viele Sorgen machen und so in der Angst gefangen bleiben.

Sorgen sind kein Ausweg aus der Angst, sie rufen Angst hervor.

Sie schenken uns keine Seelenruhe, denn Sorgen kennen kein Happy End.

Ambivalenz führt zum Status quo

Allerdings haben nicht alle Betroffenen positive Überzeugungen, viele von ihnen haben ausschließlich negative. Dann gibt es auch jene, die beides haben, negative und positive Überzeugungen. Sie sind davon überzeugt, dass Sorgen nicht nur nützlich und unkontrollierbar, sondern obendrein auch schädlich sind.

Diese Ambivalenz der entgegengesetzten Gefühle und Gedanken über unsere Sorgen macht es sehr schwer, sich von ihnen zu verabschieden. So ging es mir auch, bis ich mir meine Überzeugungen genauer angesehen habe.

Ambivalenz führt meistens zu Unentschlossenheit. Es ist nicht leicht, sich von einer Beziehung zu lösen, die einen zugleich bereichert und belastet. Oder sich einen Job zu suchen, den man zugleich anstrebt und fürchtet.

Das gilt auch für unsere Sorgen. Solange wir ein gespaltenes Verhältnis zu ihnen haben, fällt der Entschluss schwer, sich von ihnen zu verabschieden. Deshalb muss man sich seinen eigenen Überzeugungen stellen.

Glückliches Sorgen

Die meisten haben positive Überzeugungen, auch Menschen, die nicht unter Angst leiden. Die haben dann aber in der Regel keine Überzeugungen von Kontrollverlust.

Wenn man ausgeprägte positive Überzeugungen hat, aber keine Überzeugungen von Kontrollverlust, dann kann man ein sogenannter *Happy Worrier* sein. Ein weitestgehend sorgenfreier Mensch ohne große Angstprobleme.

Solange man das Gefühl von Kontrolle hat, haben Sorgen und die durch sie hervorgerufene Angst keine große Wirkung auf einen.

Wenn einem bewusst wird, dass man durch Sorgen weder klüger noch besser gelaunt wird, kann man auf die Sorgenbremse treten.

Allerdings will ich von dieser Strategie gerne abraten. Das Problem bei ausgeprägten positiven Überzeugungen ist nämlich, dass die Sorgen früher oder später zu einer Gewohnheit werden. Zunächst ohne dass wir es bemerken, schleicht sich das Gefühl von Kontrollverlust ein und wir haben den Salat – und entwickeln Angst.

Positive metakognitive Überzeugungen sind also genauso negativ wie negative metakognitive Überzeugungen. Es gibt nämlich weder einen Vorteil noch einen Nutzen darin, sich Sorgen zu machen. Sich-Sorgen ist kein »Werkzeug«, schon gar nicht, wenn du das Gefühl hast, es nicht kontrollieren zu können.

Stell dir doch bitte einen Werkzeugkasten vor mit einem unkontrollierbaren Hammer, der ab und zu dich erwischt statt des Nagels. Ist das ein nützlicher Hammer? Nein. Werkzeuge, die man nicht kontrollieren kann, können unmöglich nützlich sein.

Denken als Droge

Die »Wirkung« von Metakognitionen findet in Form von Gefühlen und Empfindungen statt. Sie stecken hinter dem *Zungenspitzenphänomen,* wenn wir uns ganz sicher sind, den Namen einer Person oder einer Sache zu kennen, auch wenn wir uns momentan nicht erinnern können.

Wir sind davon überzeugt, dass sich irgendwo in unserem Gehirn die Antwort auf die Frage befindet, wer der Staatsminister von Island ist oder aus welchen Grundstoffen Ammoniak besteht. Die Antwort liegt uns gewissermaßen auf der Zunge, aber wir können sie gerade nicht abrufen. Das Gefühl ist hochgradig frustrierend, und um diese Frustration loszuwerden, stürzen wir uns kopfüber in die Suche in unserem Gedächtnis.

Dasselbe passiert, wenn wir Triggergedanken bekommen und unsere positiven Überzeugungen sehr stark ausgeprägt sind.

Triggergedanken lösen Unruhe aus, und um diese loszuwerden, machen wir uns Gedanken und Sorgen, um Lösungen und Erkenntnisse zu finden, die uns wieder Seelenfrieden verschaffen.

Der Mechanismus ähnelt dem, der unsere Vorfahren zum Jagen und Sammeln veranlasst hat. Wir müssen nur noch über den nächsten Bergkamm, haben sie sich gesagt, gleich werden wir Beute oder ein Beerenfeld sehen und für die nächsten Tage mit Essen versorgt sein.

Die Kraft unserer positiven Überzeugungen bestimmt, wie groß unsere mentale Bereitschaft ist, die Angespanntheit zu reduzieren, die unsere Triggergedanken auslösen. Die lästige Beschäftigung mit den Sorgen funktioniert bloß nicht wie vorgesehen, sondern versorgt uns nur mit noch mehr Angst, ohne unser Ziel der Beruhigung zu erreichen.

Wenn wir von Triggergedanken überrollt werden, können wir uns nicht darauf verlassen, dass uns unsere Gefühle und Empfindungen in die richtige Richtung dirigieren. Dabei geht es nie um spezielle Gedanken, die wir unter Kontrolle bekommen wollen, sondern um *mentale Sehnsüchte*, die sich wie ein Virus in unser System hacken und unsere Denkmuster aktivieren.

Wir müssen nicht impulsiv handeln, denn diese Sehnsüchte haben keine lange Halbwertzeit, wenn wir uns nicht weiter mit ihnen beschäftigen. Sie entstehen, wachsen und nehmen wieder ab, ganz von allein, solange wir nicht darauf reagieren.

Wichtig ist, dass du deine positiven Überzeugungen formulierst, damit du sie verabschieden kannst. Es gibt viele verschiedene, aber ich habe fünf ausgewählt, die mir am häufigsten begegnen.

1. »Wenn ich mir Sorgen mache, bin ich auf alles vorbereitet.«

Eine weitverbreitete positive Überzeugung ist die, dass man sich im Voraus über die Probleme Sorgen machen kann, die entstehen könnten. Wenn man alle denkbaren Szenarien durchspielt, ist man besser vorbereitet, wenn sie eintreten.

Die Wirklichkeit aber sieht anders aus, emotional zahlt es sich nicht aus, alle Schreckensszenarien durchzugehen. Das raubt Energie und Ressourcen, außerdem ist es unmöglich zu wissen, ob man sich über das Richtige Sorgen macht.

Wir können unser ganzes Leben damit verbringen, uns über etwas Sorgen zu machen, das niemals geschehen wird. Währenddessen passiert jeden Tag so viel, was wir uns nicht vorstellen konnten. Und mit dem müssen wir uns in der Wirklichkeit auseinandersetzen, obwohl wir uns nicht darauf vorbereiten konnten. Wenn etwas auf der Sorgenliste tatsächlich eintritt, reagieren wir nicht zwangsläufig besser oder gelassener darauf, weil wir uns im Voraus schon Gedanken darüber gemacht hatten.

Meine Tochter war als kleines Kind sehr blass, immer verschnupft und oft krank. Ich machte mir viele Sorgen um ihre Gesundheit und ging zum Arzt mit ihr, weil ich einen Eisenmangel vermutete.

Der Kinderarzt nahm mir zuerst Blut ab, damit meine Tochter zusehen konnte, was sie erwartete, und keine Angst haben musste. Zum Schluss stellte sich zu meiner großen Überraschung heraus, dass nicht meine Tochter, sondern ich Eisenmangel hatte.

Über meinen eigenen Eisenhaushalt hatte ich mir nie Sorgen gemacht und das Problem war nach ein paar Wochen mit Eisentabletten und Ernährungsumstellung auch wieder behoben.

2. »Ich muss an alles denken, was mir wichtig ist.«

Viele meiner Patientinnen und Patienten quälen große Gewissensbisse, dass sie keine guten Eltern, Söhne, Töchter, Schwestern, Brüder, Freund:innen, Geliebte, Ehepartner:innen, Mitarbeiter:innen oder Chef:innen sind. Der Gedanke, andere enttäuschen zu können, löst Angst in ihnen aus. Und es helfen auch keine Beteuerungen von Seiten der Familie, des Freundeskreises oder des Kollegiums am Arbeitsplatz.

Häufig blicken diese Klienten und Klientinnen auf viele Jahre Psychotherapie zurück, in denen sie sich und ihren Motiven auf den Grund gegangen sind. Viel zu oft wurden ihre Sorgen und Angstsymptome als Zeichen von mangelndem Selbstwert missverstanden. Dabei sind es in Wirklichkeit CAS-Symptome.

Keiner von ihnen hatte ernsthafte Probleme mit dem Selbstwertgefühl. Aber CAS lässt sie ihren Wert anzweifeln, was am Ende auch ihren Selbstwert beeinträchtigt.

Wie wahrscheinlich ist es, dass diese Menschen, die sich unentwegt Sorgen darüber machen, ein guter Mensch zu sein, andere im Stich lassen könnten? Ich sage, diese Wahrscheinlichkeit geht gegen null.

Ich will hier keine Behauptungen darüber aufstellen, ob diese Menschen andere im Stich lassen können oder nicht. Ich will nur darauf aufmerksam machen, dass für sie verantwortliches Verhalten tief in ihren Werten verankert ist und keine zehn Pferde sie dazu bringen könnten, andere im Stich zu lassen.

Sie lassen weder ihre Kinder noch anderes, was ihnen wichtig ist, im Stich, während sie bei der Arbeit sind oder mit Freunden ausgehen. Wir Menschen haben unsere Prioritäten im Blick, auch wenn wir nicht unentwegt daran denken.

Wir können Personen und Dinge wertschätzen, ohne darüber nachzudenken. Wenn wir shoppen, arbeiten, im Kino oder in der Reinigung sind, denken wir selten an die Menschen, die Teil unseres Lebens sind und uns sehr viel bedeuten. Wir denken daran, wie wir alle Einkaufstüten nach Hause bekommen oder ob der Fleck auf der Bluse weggegangen ist.

Das bedeutet nicht, dass wir durch die Gegend laufen und uns alles egal ist. Wir *wissen*, was uns wichtig ist, ohne daran zu denken. Etwas zu wissen und an etwas zu denken, sind zwei grundverschiedenen Dinge. Wir wissen, auch wenn wir nicht daran denken.

Ergo sind wir mehr als unsere Gedanken.

Darauf kommen wir noch zurück.

Der Punkt ist der: Wir können uns mit vielen Gedanken beschäftigen und trotzdem gute Eltern und Partner:innen sein. Wenn wir aufhören, uns Sorgen zu machen, ob wir gut genug sind, können wir wieder zur Ruhe kommen. Dann verstummt der Zweifel, den wir mit den Sorgen gefüttert haben.

Wichtig ist: Angst entsteht nicht wegen der unangenehmen Gedanken, andere im Stich zu lassen oder zu enttäuschen. Diese Gedanken haben alle verantwortungsbewussten Menschen zwischendurch. Die Angst entsteht, wenn wir zulassen, dass uns diese Triggergedanken verschlingen und wir uns an den Sorgen abarbeiten, statt die Triggergedanken einfach in Ruhe zu lassen.

Wenn wir aufhören, unsere Gedanken so wichtig zu nehmen, lernen wir, uns selbst wichtiger zu nehmen.

3. »Sorgen geben mir Antrieb.«

Mir erzählen meine Patienten und Patientinnen häufig, dass sie Motivation und Antrieb verlieren, wenn sie sich keine Sorgen machen. Wenn sie sich weniger Sorgen machen, ist das für sie gleichbedeutend damit, dass sie die Umstände so akzeptieren, wie sie sind.

Man resigniert aber nicht oder gibt nicht die Hoffnung auf, seine Ziele und Träume zu verwirklichen, wenn man sich weniger Sorgen macht. Im Gegenteil. Je weniger man sich sorgt, desto mehr Überschuss an Energie bleibt für Dinge, die man gerne verändern will.

Einige meiner Patientinnen und Patienten behaupten, dass sie alles, was sie je erreicht haben, ihren Gedanken und Sorgen zu ver danken haben. Wenn sie sich nicht so viele Sorgen gemacht hätten, hätten sie dies oder das nicht geschafft.

Die Frage ist, ob wirklich die Sorgen die aktive Kraft in dem Prozess waren, der zu etwas Gutem führte. Vielleicht hätten sie viel mehr erreichen können, wenn sie sich weniger Sorgen gemacht hätten. Das kann man testen, indem man sich weniger Sorgen macht und sieht, was passiert.

Auch wenn man die Erfahrung gemacht hat, dass die Sorgen Früchte getragen haben, heißt das nicht, dass dich nicht auch weniger Belastendes antreiben kann. Die Vision von der Erfüllung eines Traumes oder die Vision einer besseren Zukunft. Wenn wir noch einmal der Leistungssportlerin über die Schulter schauen, treiben sie nicht ihre Sorgen und Ängste an, sondern die Vision, ihr Ziel zu erreichen.

Viele große Erfindungen entstanden zwar zugegebenermaßen aus Problemen, die gelöst werden mussten. Aber wenn die Lösungsphase eingeläutet wurde, hat man sich vom Problem entfernt und sich auf die Lösung konzentriert.

Das Ziel ist auch in der heutigen innovativen Forschung, den ursächlichen Problemen auf den Grund zu gehen, aber dann lässt man die Probleme schnell hinter sich. Auf diese Weise werden Kapazitäten freigesetzt, um Lösungen und Alternativen zu finden.

Menschen, die schnell Lösungen finden, sind auch gut darin, sich nicht von ihren Sorgen festhalten zu lassen.

Sich-Sorgen ist eine passive Aktivität, die nicht produktiv ist. Die Wertschöpfung entsteht nicht aus Sorgen, aber manchmal aus Handlungen, die sich daraus entwickeln. Allerdings können diese Handlungen auch umgesetzt werden, ohne sich vorher stundenlang Sorgen gemacht zu haben.

4. »Ich kann erst mit dem Sorgen aufhören, wenn ich eine Lösung gefunden habe.«

Viele Menschen haben das Bedürfnis, ihre Sorgen so lange zu bearbeiten, bis sie eine Lösung gefunden haben. Wenn es um ein persönliches Problem geht, ist die Voraussetzung für einen Lösungsweg häufig, die Gedanken in Ruhe zu lassen. Wenn wir uns unter Druck setzen, um ein Problem zu lösen, arbeitet unser Geist linear, logisch und rational. Wir gehen systematisch vor, nutzen unsere Vernunft, betrachten den Gedanken von allen Seiten, fragen andere um Rat und setzen unser gesamtes Repertoire an Wissen und Erfahrung ein. Da persönliche Probleme aber meist sehr komplex sind und es selten eine eindeutige Antwort darauf gibt, sind wir oft frustriert und haben das Gefühl, in einer Sackgasse gelandet zu sein.

Mit positiven Überzeugungen ausgestattet versuchen wir dann, unser Denken zu beschleunigen, um eine Lösung zu erzwingen. Trotzdem ist es in den allermeisten Fällen sinnvoller, das Problem in Ruhe zu lassen und sich mit etwas anderem zu beschäftigen.

Es gibt Belege dafür, dass diese Pausen entscheidend für den sogenannten *Aha-Effekt* sind, wenn plötzlich eine Erkenntnis, eine Lösung oder eine Idee wie das fehlende Puzzlestück auftaucht, das wir bis dahin übersehen haben.

Deine Kenntnis über das Problem verschwindet nicht, während du etwas anderes machst. Du bist weder gleichgültig noch verantwortungslos oder leichtsinnig, weil du eine kleine Pause einlegst. Im Gegenteil. Es ist verantwortungsvoll, das Problem in Ruhe zu lassen.

Denn dein Gehirn arbeitet im Verborgenen weiter an der Lösung des Problems, aber weniger linear und wesentlich kreativer. Und diese Herangehensweise ist elementar, um unerwartete Kombinationsmöglichkeiten oder neue Erkenntnisse zu entdecken.

Mit dem Wechsel von Denken zu Nicht-Denken kann der Geist sich erholen und restituieren und du setzt das Kapital deines Denkens optimal ein. Du profitierst von deiner Gedankenkapazität und deinen Ressourcen und öffnest eine Geheimtür, hinter der sich intuitive Gedanken befinden. Aber die Tür öffnet sich nur, wenn du die Gedanken in Ruhe lässt. Deine Aufgabe ist es, diesen Wechsel von *online* zu *offline* zu lernen. Die meisten können jederzeit Gedanken anschalten, das Abschalten ist die größere Herausforderung.

Auf diese Weise wirst du robuster, wenn dich belastende Gedanken beschäftigen. Wenn du erst gelernt hast, deine Gedanken und Sorgen abzuschalten, bekommst du mit anderen Worten Zugang zu deiner inneren Kreativität. Und wer wollte das nicht gerne?

5. »Wenn ich mir keine Sorgen mache, wird etwas Schreckliches passieren.«

Stell dir vor, du gehst über den Rathausplatz und siehst einen Mann regungslos auf dem Asphalt liegen.

»Kann ich Ihnen helfen?«, fragst du.

»Vielen Dank, ich halte die Löwen fern«, flüstert der Mann.

Verblüfft siehst du dich um und stellst – natürlich – fest, dass auf dem Rathausplatz keine Löwen sind.

»Aber hier sind keine Löwen«, sagst du ihm.

»Sehen Sie, es funktioniert«, antwortet er erleichtert.

Das Beispiel ist amüsant, aber auch tragisch – es illustriert ein ungesundes Verhältnis zu den eigenen Gedanken. Das ungeeignete Verhalten des Mannes hindert ihn an der Erkenntnis, dass eine Löweninvasion auf dem Rathausplatz in Wirklichkeit nicht zu befürchten ist. Es sind nur *Gedanken* über die Wirklichkeit, die er einfach hätte ignorieren können.

Aber der Mann ist davon überzeugt, dass er mit seinem Verhalten, das aus der Sorge geboren wurde, Schlimmes abwendet. Er ersetzt einen Fehler durch einen anderen und bestärkt seine ungeeignete Haltung seinen Gedanken gegenüber. Wir schauen uns den Unterschied von Wirklichkeit und Gedanken ein bisschen genauer an.

René Magrittes berühmtes Bild »Der Verrat der Bilder« zeigt eine Pfeife, unter der geschrieben steht: *Das ist keine Pfeife*. Das Gemälde versinnbildlicht auf humorvolle Weise den Unterschied zwischen Bild und Wirklichkeit. Für unsere Gedanken gilt Ähnliches:

» Das ist nicht der Weltuntergang, sondern ein Gedanke über den Weltuntergang.
» Das ist nicht Kreta, sondern ein Gedanke über Kreta.
» Das ist keine Katastrophe, sondern ein Gedanke über eine Katastrophe.
» Das ist keine Nachspeise, sondern ein Gedanke über eine Nachspeise.

Denn nicht die Gedanken sind die Wirklichkeit, sondern die *Gedanken über* die Wirklichkeit, also Vorstellungen und Ideen von der Wirklichkeit. Gedanken können aber eine reale Konsequenz bekommen, wenn man sie mit der Wirklichkeit verwechselt und sie behandelt, als seien sie real.

Wenn du nicht zu einem Fest gehst, aus Angst, nicht gut anzukommen, haben die Sorgen ab dem Augenblick Konsequenzen, in dem du auf dem Absatz kehrtmachst. Wenn du zu viel Geld für Kleidung ausgibst, aus Angst, nicht dazuzugehören, haben deine Sorgen Konsequenzen, wenn du deine Rechnungen nicht bezahlen kannst. Wenn du das Handy deines Partners durchforstest, weil du Angst hast, dass er dich betrügt, sind die Konsequenzen deiner Sorgen, dass du ein schlechtes Gewissen hast und es ihm gestehen musst.

Aber: Gedanken sind bloß Gedanken. Du weißt nicht, ob du ankommst, dazugehörst oder dein Partner jemanden kennengelernt hat. Es sind nur Gedanken, die du dir gemacht hast.

Wir wissen, dass ein Stadtplan nicht die Stadt selbst ist. Die Stadt existiert in Wirklichkeit, während der Stadtplan nur eine Illustration der wirklichen Stadt ist. Und auch wenn du diesen Plan ein

Leben lang studieren würdest, wirst du dadurch niemals die Stadt *real erleben.*

So sieht es auch mit deinen Sorgen aus. Wenn du vor einer Herausforderung stehst, ist es ganz natürlich, dass du dir Sorgen machst, ob du sie bewältigen kannst. Vielleicht schaffst du es, vielleicht auch nicht. Du hast eine Vorstellung davon, wie es sein wird, und kannst dir darüber Sorgen machen. Aber du weißt erst, wie du die Herausforderung meistern wirst, wenn sie hinter dir liegt.

Wenn du eine Entscheidung treffen musst, ist es ganz natürlich, sich Sorgen zu machen, ob du die richtige Entscheidung fällst. Vielleicht tust du es, vielleicht auch nicht. Aber du wirst erst wissen, ob du die richtige Wahl getroffen hast, wenn deine Entscheidung eine Konsequenz hatte. Deshalb nützt es nichts, sich in seinen Sorgen zu verlieren und herunterziehen zu lassen.

Wenn Betroffene ihre Gedanken als sehr real erleben, liegt das daran, dass sie sich einen Großteil ihrer Zeit damit beschäftigen und ihr Verhalten nach ihren Gedanken und nicht nach der Wirklichkeit ausrichten.

Wie sieht deine Wirklichkeit aus? Wie verbringst du deine Zeit? Starrst du auf den Stadtplan – oder läufst du durch die Straßen und erlebst sie?

In der Informationsgesellschaft

Woher kommen die positiven Überzeugungen? Oft entstehen sie durch die Fehldeutung persönlicher Erfahrungen. Zum Beispiel glauben wir, dass es unserem Sorgen zu verdanken ist, dass wir nicht gekündigt oder von unserem Partner verlassen wurden. So wie der Mann auf dem Ratshausplatz, der davon überzeugt war, dass seine Wachsamkeit die Löwen ferngehalten hat.

Aber unsere positiven Überzeugungen übernehmen wir auch zu einem großen Teil von der Gesellschaft. Wir leben in einer Zeit, die von positiven Überzeugungen geprägt ist, die in der gesellschaftlichen Entwicklung der 1960er- und 1970er-Jahren entstanden sind.

Die Psychologie, wie sie heute noch praktiziert wird, entstand im Rahmen der Proteste gegen Autoritäten und den überkommenen Werten und Normen der älteren Generation. *Was fühlst du gerade?*, fragten wir uns, während wir mit Geschlechterrollen, Sexualität, neuen Wohn- und Lebensformen und euphorisierenden Drogen experimentierten.

Es war das Richtige in einer Zeit, in der wir erst lernen mussten, »nachzuspüren« und unsere Identität neu zu definieren.

Aber die Psychologie hat – zumindest historisch betrachtet – nicht mit dem Entwicklungstempo mitgehalten, obwohl wir in einer modernen Informationsgesellschaft leben und wir unsere Identität etablieren konnten. Das Problem ist heute nicht mehr, dass wir nicht in der Lage sind »nachzuspüren«, sondern dass wir nicht mehr loslassen können.

Aus der Idee, alles zu reflektieren, was uns in den Sinn kommt, wurde ein Zwang. Wir werden angehalten, ununterbrochen in uns nachzuspüren. Aber je mehr wir verstehen, desto deutlicher wird all das, was wir noch nicht verstanden haben.

Wir entdecken immer mehr Nuancen in immer kleineren Details unserer Umwelt. Ohne in der Lage zu sein, diese Unmengen an Information zu verarbeiten und mit einer Bedeutung zu versehen, die für Ordnung sorgt und uns die vielen Einzelteile miteinander verknüpfen lässt. Das verängstigt und macht unsicher.

Mit anderen Worten strampeln wir in einem riesigen Meer aus Theorien, Informationen und Perspektiven und verlieren den Überblick. Statt Klarheit zu schaffen, sorgt das Überdenken nur dafür, dass wir am Ende nichts mehr begreifen. Das geschieht im Unterbewusstsein und deshalb fühlt es sich oft an, als hätten wir die Kontrolle über unsere Gedanken verloren. Und das erzeugt Stress und Angst.

Im modernen Management

Um die Herkunft unserer positiven Überzeugungen zu begreifen, müssen wir unseren Arbeitsalltag ansehen. Im modernen Management sind positive Überzeugungen nämlich zu einem weitverbreiteten Werkzeug geworden.

In der Industriegesellschaft war ein:e geschätzte:r Mitarbeiter:in in erster Linie pflichtbewusst, hielt sich an die Regeln und führte aus, was immer aufgetragen wurde, ohne Fragen zu stellen und selbst zu denken.

Die Komplexität und die Geschwindigkeit der modernen Gesellschaft hat dazu geführt, dass die Führung eines Unternehmens oft dezentral ist und von den Mitarbeiterinnen und Mitarbeitern erwartet wird, dass sie selbstständig arbeiten. Und sich dabei an Erwartungen orientieren, die sie nicht vom Management diktiert bekommen, sondern interpretieren müssen.

Als Mitarbeiter:in haben wir keinen genau definierten Verantwortungsbereich, den uns Vorgesetzte festgelegt haben. Wir sind angehalten, ununterbrochen zu analysieren, zu interpretieren und den Stellenwert des Unternehmens im gesellschaftlichen Kontext sowie unsere Rolle dabei zu verstehen. Deshalb müssen wir uns ständig Sorgen machen, alle möglichen Szenarien durchspielen und selbst entscheiden, wann wir etwas zufriedenstellend erledigt haben. Moderne, verantwortungsbewusste Mitarbeiter:innen erscheinen nicht einfach pünktlich und erledigen abgesteckte Aufgaben. Vielmehr nehmen sie nichts selbstverständlich, hinterfragen konstant das eigene Tun und machen sich permanent Sorgen.

Das Überdenken ist mit anderen Worten eine Anforderung des modernen Arbeitsmarktes. Deine und meine positiven metakognitiven Überzeugungen sind deshalb nicht wirklich individuell, vielmehr teilen wir sie gemeinsam.

Eingebaute Verletzlichkeit

Das moderne Arbeitsleben verstärkt unsere positiven Überzeugungen und die Tendenz zum Überdenken und übermäßigen Involvieren. Das ist eine Wahrheit, der wir ins Auge sehen müssen. Dieses Denkverhalten wird mit der Zeit so verinnerlicht, dass wir das Gefühl haben, es nicht mehr kontrollieren zu können. Das macht uns angreifbarer, verletzlicher und anfälliger für Stress und psychische Leiden wie Angsterkrankungen und Depression.

Diese Tendenz hat zu einem exponentiellen Anstieg von Krankmeldungen mit diesen Diagnosen geführt. Der berufsbedingte Verschleiß ist nicht mehr nur ein physisches, sondern vor allem ein psychisches Phänomen geworden. Wir leiden nicht nur an Erkrankungen des Bewegungsapparates und arbeitsbedingter Allergie oder Asthma, sondern auch in hohem Maß an psychischen Belastungsreaktionen wie Stress, Burnout, Angststörungen und Depression.

Moderne Unternehmen sind sich dessen durchaus bewusst und viele haben sogenannte Stresspolitiker oder andere *Work-Life-Balance-Ansätze* eingeführt, um Stress vorzubeugen.

Da aber alle Unternehmen ihre Mitarbeitenden dazu anhalten, sich selbst zu organisieren, basieren die Antistress-Werkzeuge auf noch mehr Selbstorganisation und Überdenken. Zum Beispiel hören Betroffene häufig, dass sie lernen müssen, auch mal Nein zu sagen, wenn sie gestresst sind. Diese Vorschläge erhöhen den Druck, denn nun sollen sie sich nicht nur selbst organisieren, sondern auch dafür sorgen, *keinen* Stress zu haben.

Die Komplexität der Gesellschaft, die technologische Entwicklung und die Anpassungsgeschwindigkeit machen es unmöglich, zu den alten Führungsstilen zurückzukehren. Wir leben in einer Informationsgesellschaft, die größere Anforderungen an unseren Geist als an unseren Körper stellt. Außerdem will niemand zurück zu Überwachung, Kontrolle und Detailsteuerung.

Die Mitarbeiter:innen von heute müssen es selbst in die Hand nehmen, ihre ungeeigneten Überzeugungen zu ändern, während die Unternehmen gleichzeitig ebendiese Überzeugungen befördern.

Es gibt keine einfache Lösung, aber dies zu erkennen, ist schon der erste wichtige Schritt. Um sicher in der modernen Arbeitswelt zu navigieren, müssen sich sowohl Arbeitnehmer:innen als auch Arbeitgeber:innen der metakognitiven Überzeugungen und der Tendenz zum Überdenken bewusst sein. Unternehmen müssen diese Tendenzen verhindern, damit ihre Mitarbeiter:innen und somit auch es selbst nicht mental über den Abgrund geschoben werden.

Gedanken sind wie Untertitel

Ich hoffe sehr, dass dieses Kapitel deine positiven Überzeugungen auf den Prüfstand gestellt hat. Es gibt nur einen Weg, sie zu schwächen. Du musst deine Sorgen minimieren. Es wird dich überzeugen, wenn du erlebst, wie es sich anfühlt, wenn du dir nicht mehr so viele Sorgen machst.

Wenn man besonders starke positive Überzeugungen hat, kann es beängstigend sein, sich von seinem Sorgen zu lösen. Als würde man unbewaffnet durch feindliches Gebiet laufen. Wenn du dir weniger Sorgen machst, wirst du allerdings feststellen, dass es dieses feindliche Gebiet in Wirklichkeit gar nicht gibt. Nur in deinen Gedanken.

Sich weniger Sorgen zu machen und weniger zu grübeln, bedeutet nicht im Umkehrschluss, dass du verantwortungslos und gleichgültig durchs Leben gehst oder dich unkritisch von allem beeinflussen lässt, was dir auf dem Weg begegnet. Es bedeutet vielmehr, dass du offen bist für Dinge, von denen du dich gerne beeinflussen lassen willst.

Gedanken sind wie Untertitel bei einem Film. Wir können den Film sehen und erleben, ohne den Text zu lesen. Wir benötigen die Gedanken nicht, um das Leben zu erleben. Wir müssen uns nicht alles vorlesen, was wir erleben, um uns zu versichern, dass wir es auch wirklich erleben. Wir können es ohne Zusätze einfach erleben. Im Flow bleiben.

Wenn wir unsere Aufmerksamkeit von uns abwenden, geht es uns am besten. Forscher sind der Ansicht, dass dieser Zustand des Flows und der Selbstvergessenheit elementar ist für unser Wohlergehen und unser Glücksempfinden.

Am glücklichsten sind wir, wenn wir mit unseren Aufgaben und Zielen eins werden und den inneren Mahlstrom aus Gedanken, Gefühlen und Empfindungen vergessen. Um in diesen Flow zu kom-

Überzeugung vom Nutzen: Spontane Triggergedanken

Überzeugung vom Nutzen

Ja, Sich-Sorgen ist nützlich.

↓

Reaktion

Ich beschäftige mich mit meinen Triggergedanken. Das hilft mir/der Sache.

↓

Konsequenz

Ohne negative Überzeugung von Kontrollverlust: Ängstlich, anfällig für anhaltende Angst

In Kombination mit negativen Überzeugungen von Kontrollverlust: Anhaltende Angst

Nein, Sich-Sorgen ist nicht nützlich.

↓

Reaktion

Ich beschäftige mich nicht mit meinen Triggergedanken. Das würde weder mir noch der Sache helfen.

↓

Konsequenz

Vorübergehende Angst

men, müssen wir unsere Gedanken in Ruhe lassen. Ein Nebeneffekt davon ist, dass es uns besser geht.

Ein Nebeneffekt davon ist, dass es uns besser geht. Lies dir diesen Satz ein paarmal laut vor.

SCHLUSSWORTE ZU DEN METAKOGNITIVEN ÜBERZEUGUNGEN

Es gibt nur eine einzige Strategie, die Angst loszuwerden. Du musst zur neuen bombenfesten Überzeugung gelangen, dass Sorgen weder unkontrollierbar, gefährlich noch nützlich sind.

Mit dem Programm, das sich jetzt gleich anschließt, werden wir deine ungeeigneten metakognitiven Überzeugungen schwächen und sie durch geeignete ersetzen. Du wirst erkennen, dass deine alten Überzeugungen ein einziger Bluff sind, die nur dein CAS aktivieren und Angst auslösen.

Hier führe ich dir noch einmal den Teufelskreis vor Augen, der Angst auslöst und sie aufrechterhält. Wir müssen diesen Teufelskreis durchbrechen, um die Angst loszuwerden. Wo wäre ein günstiger Ansatzpunkt, um den Kreis zu durchbrechen?

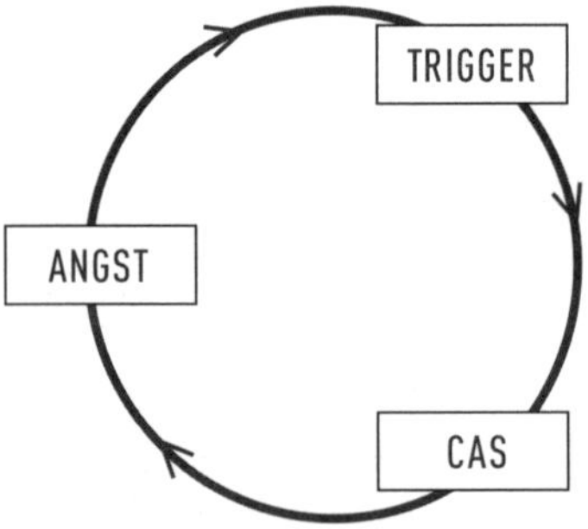

Wie du siehst, erzeugt CAS in uns Angst. Hier können wir nicht ansetzen, denn Angst ist eine direkte Folge von CAS.

Angst löst wiederum erneut Triggergedanken aus. Auch die sind eine direkte Konsequenz. Wenn wir Angst haben, tauchen mehr Triggergedanken als sonst auf. Hier können wir auch nichts machen.

Aber jetzt: Triggergedanken aktivieren das CAS – bingo! Hier können wir ansetzen. Wir können nämlich Triggergedanken haben, ohne direkt zu »cassen«. Wir können uns entscheiden, nicht mit CAS auf unsere Triggergedanken zu reagieren. So verhindern wir die Zunahme unserer Angst und stellen sicher, dass sie abnimmt.

Die Hauptvoraussetzung für das Durchbrechen des Teufelskreises aber ist, dass du davon überzeugt bist, dass dein Sorgen weder unkontrollierbar, gefährlich noch nützlich ist. Wenn du dieser Überzeugungen bist, musst du das ändern. Sonst riskierst du einen Rückfall in die Angst.

Mit »überzeugt sein« meine ich nicht, dass du »so tun sollst als ob«. Es reicht auch nicht, dass du »theoretisch« davon überzeugt bist, es aber nicht fühlst.

Du musst davon überzeugt sein.

Du musst das Wissen und die Erkenntnis, dass dein Sorgen weder unkontrollierbar noch gefährlich oder nützlich ist, verinnerlicht haben. *Become a believer.*

Die Übungen des Programms sollen deine falschen metakognitiven Überzeugungen schwächen. Metakognitionen lassen sich nämlich nur durch persönliche Erfahrung ändern.

Konsequenzen metakognitiver Überzeugungen

In dieser Tabelle habe ich dir die Konsequenzen der metakognitiven Überzeugungen von Nutzen und Kontrollverlust zusammengestellt. Finde selbst heraus, ob du die eine oder die andere hast, beide oder keine der Überzeugungen. Sieh nach, welche Konsequenzen deine Reaktionen auf die Triggergedanken haben und wie es dir damit geht.

Wenn du auch Gefahrenüberzeugungen hast, wird das deine Angst noch zusätzlich verstärken.

	Hast du diese Überzeugung?	Hast du diese Überzeugung?	Hast du diese Überzeugung?	Hast du diese Überzeugung?
Metakognitive Überzeugung vom Nutzen	Ja	Ja	Nein	Nein
Metakognitive Überzeugung von Kontrollverlust	Nein	Ja	Ja	Nein
Konsequenz	Ängstlichkeit und innere Unruhe, anfällig für anhaltende Angst	Anhaltende Angst	Anhaltende Angst	Vorübergehende Angst

PROGRAMM: WÄHLE DIE FREUDE

Auf dem Weg zu neuem Denkverhalten

Wir haben bisher schon so viel erfahren und gelernt. Jetzt sind wir bei dem Übungsprogramm angekommen. Ich lade dich herzlich ein, dich in den nächsten sechs Wochen mit einer Reihe von Übungen und Konzentrationsaufgaben zu beschäftigen, um mit neuen, nachhaltigeren Verhaltensmustern auf deine Triggergedanken zu reagieren.

Unser Ziel ist es, die alten Reaktionsmuster aufzugeben, die durch Wiederholungen und Überzeugungen zu Gewohnheiten geworden sind. Mithilfe des Programms wirst du ein realistischeres Verhältnis zu deinen Gedanken entwickeln, um dich sicher mit ihnen fühlen zu können. So erzeugst du Platz und Raum für deine sich selbst regulierende Psyche, damit sie ihre Arbeit machen kann.

Die kommenden sechs Wochen sind eine erste, wichtige Trainingseinheit für den Aufbau neuer Denkgewohnheiten. Das weiterführende Training besteht darin, dass du nach Beendigung des Programms die erlernten Methoden anwendest.

Jede der sechs Wochen hält eine Übung und eine sogenannte Konzentrationsaufgabe für dich bereit.

Die Übung machst du gleich am ersten Tag der Woche. Kalkuliere dafür ungefähr eine Stunde Zeit ein. Du kannst diese Übungen so oft wiederholen, wie es dir guttut. Wenn dir eine der Übungen schwerfällt, versuch sie gleich noch einmal zu wiederholen. Beachte, dass die Übungen *keine* Bewältigungsstrategien sind, um deine Angst und Nervosität zu dämpfen. Ihr Sinn und Zweck ist es vielmehr, dein Verständnis zu festigen und deine mentalen Fertigkeiten auszubauen, damit du flexibler und nachhaltiger auf deine negativen Gedanken reagieren kannst.

Mit der *Konzentrationsaufgabe* beschäftigst du dich den Rest der Woche, während du das tust, was du sonst auch tun würdest: dein normales Leben. Diese Aufgabe hilft dir dabei, dein CAS und deine metakognitiven Überzeugungen zu erkennen und loszulassen. Denn sie halten dich im CAS fest.

Du kannst diese Konzentrationsaufgabe auch nach Ablauf der Woche weiterüben, bei einigen Aufgaben ist es sogar besonders sinnvoll. Aber dazu gebe ich dir später noch weitere Hinweise.

Bei einigen der Übungen ist es vorgesehen und wertvoll, sich Notizen zu machen. Im Buch sind ein paar Zeilen dafür freigelassen worden, aber vielleicht besorgst du dir ein Notizbuch oder richtest ein Dokument auf deinem Rechner ein, wenn du mehr Platz benötigst.

Zu den Konzentrationsaufgaben musst du dir keine Notizen machen, die sind am wirkungsvollsten, wenn du sie in deinen Alltag integrierst.

Die Beschreibungen der Aufgaben und Übungen sind unterschiedlich lang, was damit zu tun hat, dass du in der einen Woche mehr theoretische Grundlagen vermittelt bekommst als in einer anderen.

Die Wochen bauen aufeinander auf und du nimmst das erworbene Wissen und die Erkenntnisse von der vorherigen Woche mit in die nächste. Und am besten werden sie nach Beendigung des Programms Teil deines Lebens und Alltags. Deshalb betone ich so nachdrücklich, wie wichtig es ist, den Übungen und Konzentrationsaufgaben in den nächsten sechs Wochen deine ganze Aufmerksamkeit zu schenken.

Manche Übungen werden mit einer Audioversion unterstützt. Wo du diese finden kannst, erfährst du auf Seite 271.

GIB DIR SELBST EIN VERSPRECHEN – UND HALTE DICH DARAN

Ein wichtiges Erfolgskriterium ist, dass du mit dir selbst eine Abmachung triffst, bevor du mit dem Programm beginnst. Gib dir selbst das Versprechen, dass du die Übungen und Aufgaben in den kommenden sechs Wochen durchführen wirst, auch wenn dir mal die Motivation dazu fehlt.

Du hast jederzeit die Wahl, wieder in deine alten Muster zu verfallen. Aber du kannst auch entscheiden, auf Pause zu drücken, während du etwas Neues ausprobierst. Die Botschaften des Buches widersprechen zum Teil anderen Ansätzen, und es kann zu Verwirrung führen, wenn du mehrere Methoden auf einmal praktizierst, weil die Werkzeuge sich gegenseitig aushebeln.

Außerdem kannst du so schwerer ermitteln, welche Methode die wirksame war, wenn du zum Beispiel gleichzeitig deine Gedanken mit der Realität abgleichst *und* ihnen freien Lauf lässt. Deshalb empfehle ich dir, dich an den sechswöchigen Ablauf des Programms zu halten.

Alle, die ihr Denkverhalten ändern wollen, fallen zwischendurch in ein Motivationsloch. Unser Gehirn belohnt uns, wenn wir an alten Mustern festhalten, selbst wenn es ungeeignete Denkmuster sind, die in uns Angst auslösen. Wir zögern, die vertrauten Muster hinter uns zu lassen, denn sie geben uns Sicherheit. Kleine Motivationstiefs werden allerdings erst dann ein Problem, wenn du dich von deinen Emotionen überwältigen lässt und sie dich vom Weg zu deinem neuen Ziel abbringen.

Natürlich benötigst du als Grundvoraussetzung den Willen und die Bereitschaft für die Durchführung des Programms, aber lass dich nicht entmutigen, wenn du deine Motivation nicht die gesamte Zeit hochhalten kannst. Mit Disziplin und Entschlossenheit wirst du dein Ziel erreichen.

Stell dir vor, du bist auf einer Mission. Du wirst mehr als einmal versucht sein aufzugeben und umzukehren. Du wirst erschöpft sein, enttäuscht, verwirrt oder wütend. Das Versprechen, das du dir am Anfang deiner Reise selbst gegeben hast, wird sicherstellen, dass du deinen Weg fortsetzt. Trotz Zweifel und Widerstand.

Wenn du nur halbherzig dabei bist, wirst du eher zu dem Schluss kommen, dass dieses Programm für dich nicht funktioniert. Weil du keinen Unterschied, keine Entwicklung feststellen wirst. Ohne dich ganz auf das Programm einzulassen, wirst du weder Erfolgserlebnisse haben noch einen Effekt bemerken.

Wenn du dein Ziel nicht aus den Augen verlierst, wird es dir leichter fallen, den Kurs zu halten, auch wenn dir zwischendurch mal die Motivation abhandenkommt. Entscheide dich deshalb vom ersten Tag an, dich mit ganzem Herzen darauf einzulassen und die Übungen und Konzentrationsaufgaben durchzuführen. Dein Versprechen wird sicherstellen, dass du deinen Weg fortsetzt, *auch* wenn es mal schwer wird.

TROTZE DEINEN GEDANKEN

Wie du mittlerweile weißt, sendet das Gehirn ununterbrochen Gedanken. Denn das ist eine seiner Hauptfunktionen. Und wenn es keinen Gegenstand oder Inhalt findet, über den es sich berechtigterweise Gedanken machen soll und kann, denkt es sich einfach etwas aus.

Sobald du mit dem Programm losgelegt hast, wird sich dein Gehirn tausend Dinge ausdenken, die du ebenfalls *dringend* erledigen musst. Gesündere Ernährung, mehr Sport, die To-do-Liste abarbeiten, eine Serie sehen, sich nach einem anderen Ansatz als der metakognitiven Methode erkundigen oder schnell runter zum Bäcker gehen und sich mit einem Croissant belohnen.

Wir alle kennen das. Wir treffen eine Entscheidung, die sehr wichtig für uns ist. Aber dann beginnt unser Gehirn, uns mit Gedanken und Impulsen zu überschütten, und wir hinterfragen unseren Entschluss. Und plötzlich ist das geplante Projekt hinfällig.

Dein Gehirn wird auch Kritik üben. Es wird anregen, das Programm zu verlassen oder erst gar nicht damit anzufangen. Es wird dir versichern, dass es nichts für dich ist. Es liegt in der Natur unseres Gehirns, uns mit kritischen Gedanken abzulenken – daran kannst du nichts ändern.

Bleib aber dran! Es hat nichts zu bedeuten, wenn dir plötzlich das leckere, warme Croissant vom Bäcker an der Ecke einfällt. Oder du plötzlich findest, dass dieses bekloppte Programm überhaupt keinen Sinn ergibt. Halte an deinem Plan fest und geh nicht auf diese Gedanken ein.

Ablenkende Gedanken werden kommen und gehen, du wirst dich immer wieder darin üben müssen, die *störenden Gedanken* ziehen zu lassen. Deine Aufgabe ist es, dich an dein *Versprechen* zu erinnern. Je hartnäckiger du bist, desto schneller wirst du feststellen, dass es dir gelingt, deine Gedanken vorbeiziehen zu lassen, wenn du dich dazu entscheidest.

Auch musst du weder deine Fortschritte noch die Rückschläge genauer untersuchen – eine solche Mikroevaluation solltest du vermeiden, denn sie erzeugt nur Zweifel und noch mehr Gedanken, ein Denkmuster, das du eigentlich verabschieden wolltest.

Du bist erst am Ziel, wenn du das Ziel erreicht hast.

Bevor du mit dem Programm beginnst, gibst du dir ein verbindliches Versprechen. Du versprichst dir, alle Übungen und Konzentrationsaufgaben auszuführen. Setz den Vertrag mit dir auf, lies ihn dir ein paar Male durch und fang dann mit der ersten Woche an.

VERTRAG

Hiermit gebe ich mir folgendes Versprechen:
Ich werde das Programm »Wähle die Freude« absolvieren.

....

Ich verpflichte mich dazu, die Übungen durchzuführen, die Aufgaben zu absolvieren und mit der Beurteilung und Evaluierung zu warten, bis ich das Programm beendet habe.

Datum: ....

Unterschrift: ....

ZUR METHODE MEINES PROGRAMMS

Ich will kurz den Hintergrund des Programms für jene Leser:innen erläutern, die ein bisschen mehr über meinen wissenschaftlichen Standpunkt erfahren wollen. Wenn du gleich loslegen willst und keine weiteren Informationen brauchst, blätterst du einfach vor und fängst mit der ersten Woche an.

Die Grundlage des Programms bildet die Erkenntnis, dass die Ursachen einer Angststörung die CAS-Strategien sind. Wir müssen also das CAS loswerden, um auch die Angst loszuwerden. Das gelingt uns teils mit metakognitiven Methoden, teils mit meditativen Techniken. Das Programm verbindet Übungen aus beiden Welten.

Die meditativen Techniken verwende ich auch in den Meditationsbootcamps, die ich zusammen mit Jon Bertelsen anbiete. Jon unterrichtet seit mehr als zwanzig Jahren Meditation und durch ihn habe ich die direkte Verbindung zwischen Metakognitiver Therapie und der Welt der Meditation erlebt.

Es ist ein weitverbreitetes Missverständnis, dass es einen Widerspruch zwischen Meditation und Psychologie gibt. So hat der amerikanische Meditationslehrer und Philosoph Ken Wilber Psychotherapeuten als *Zuhälter des Narzissmus* bezeichnet. Er war der Ansicht, dass sie Geld damit verdienten, Menschen in ungesunden Mustern der Selbstreflexion verharren zu lassen.

Die Psychotherapeuten hingegen kritisieren die Meditation als eine Art *emotional bypassing*. Man würde sich um das eigentliche Problem herumschleichen. Eine relativ junge Kritik aus den Reihen der metakognitiven Therapeuten reiht die Meditation sogar in die Bewältigungsstrategien des CAS ein.

Ich persönlich kann mich keiner dieser kritischen Stimmen anschließen. Es gibt meiner Ansicht nach Überschneidungen und Verwandtschaften dieser beiden Welten, die sehr stark sind. Stattdessen würde ich gerne zwei Paradigmen anführen und die Unterschiede dieser beiden Paradigmen in den jeweiligen Welten aufzeigen.

Zwei Paradigmen

Das eine Paradigma beschäftigt sich damit, wie es uns geht.

Das andere Paradigma beschäftigt sich damit, wie es uns damit geht, wie es uns geht.

Das traditionelle Paradigma der Psychotherapie bezieht sich auf den Inhalt der Gedanken. Vereinfacht gesagt, zielt die Behandlung darauf, die problematischen Gedanken und Gefühle zu bearbeiten und sich seinen Problemen mit einer neuen Haltung zu stellen. Man hält also an den dunklen Gedanken so lange fest, bis sie heller werden.

Es gibt viele Therapieformen, die auf diesem Paradigma aufbauen, aber die Botschaft ist immer dieselbe: Wir werden krank, weil es uns schlecht geht. Deshalb müssen negative Gedanken und Gefühle durch noch mehr Aufmerksamkeit bekämpft und kontrolliert werden.

Das metakognitive Paradigma der Psychotherapie geht nicht von der Prämisse aus, dass wir krank werden, weil es uns schlecht geht. Wie du mittlerweile weißt, sieht diese Haltung die Ursache psychischer Krankheiten nicht in unseren negativen Gedanken und Gefühlen.

Unsere *Reaktionen* auf belastende Gedanken und Gefühle aber können uns, im Zusammenspiel mit unseren metakognitiven Überzeugungen, auf Dauer krank machen. Wir müssen uns nicht mit unseren negativen Gedanken beschäftigen oder gar versuchen, sie zu kontrollieren. Im Gegenteil. Diese andauernde Selbstreflexion macht uns krank. Wenn es uns gelingt, unseren Geist nicht kontrollieren zu wollen, wird er sich von ganz allein regulieren.

Eine ähnliche Unterscheidung finden wir auch in der Meditation.

Die traditionellen Meditationsformen, auch *Meditation mit Objekt* genannt, sind die Praxis, die in unserem Teil der Welt am weitesten verbreitet ist. Sie besteht darin, seine Aufmerksamkeit nach innen zu richten, auf ein Objekt. Beispielsweise den Atem. Die *Achtsamkeitsmeditation* ist die wohl bekannteste westliche Praxis, aber es gibt unzählige andere.

Die Methode baut hauptsächlich auf die Ablenkung unseres Bewusstseins auf. Wenn wir uns auf ein bestimmtes Objekt konzentrieren, in der Regel eines mit beruhigender Wirkung, treten die negativen Gedanken und Gefühle in den Hintergrund und erschweren es uns, uns Sorgen zu machen.

Diese Meditationsform ist aus der Perspektive der Metakognitiven Therapie nichts anderes als eine weitere CAS-Strategie. Diese Methode hat die entgegengesetzte Wirkung, weil sie uns an die Strategien und somit an unsere Angst bindet. Wenn wir meditieren, um die unangenehmen Gedanken auszusperren, verharren sie nur und bleiben unsere Feinde.

Bei der Meditation ohne Objekt konzentriert sich unsere Aufmerksamkeit nicht auf etwas anderes. Wir folgen weder unserem Atem noch scannen wir einen Körperteil nach dem anderen, um uns auf diese Weise abzulenken.

Ziel ist es, sich nicht von seinen Gedanken und Gefühlen verschlingen zu lassen. Uns soll es dadurch nicht besser gehen, wir sollen vielmehr erkennen, dass wir mehr sind als unsere Gedanken und Gefühle. Dass wir über ein Bewusstsein verfügen, einen freien Beobachter, der selbst darüber entscheiden kann, ihnen seine Aufmerksamkeit zu geben oder nicht.

Mithilfe dieser Meditationsform lernen wir, durch unseren Geist hindurchzusehen und uns nicht von unserem Innenleben terrorisieren zu lassen. Die Methode hilft uns, die Fähigkeit zu erwerben, bewusst zu wählen, welchen Gedanken und Gefühlen wir unsere Aufmerksamkeit geben wollen. Wie du dir sicher denken kannst, orientieren sich die meditativen Übungen des Programms an dieser Methode.

1. WOCHE

Entdecke dein CAS

Bevor du loslegst, bitte ich dich, die Kraft deiner metakognitiven Überzeugungen einzuschätzen, die dich in deinem CAS und somit in deiner Angst festhalten. Gib auf einer Skala von 0 bis 10 an, wie sehr die folgenden drei Aussagen auf dich zutreffen.

Mein Sorgen ist unkontrollierbar. ....

Mein Sorgen schadet meinem Körper
und meiner Psyche. ....

Mein Sorgen ist sinnvoll und hilft mir. ....

Wir werden im Laufe des Programms regelmäßig die Kraft dieser drei Überzeugungen einschätzen.

In der ersten Woche wollen wir uns dein CAS und deine Triggergedanken genauer ansehen. Du kannst ruhig zurückblättern und noch einmal nachlesen. Vielleicht hast du in dem Kapitel schon die Konturen deines CAS erkennen können. Jetzt schalten wir den Turbo ein, um den Prozess zu beschleunigen.

Für heute habe ich eine Übung für dich, gefolgt von der ersten Konzentrationsaufgabe, die dir wie die Übung dabei hilft, deine eigenen Muster zu erkennen. Erst wenn du dein CAS identifiziert hast, kannst du damit anfangen, es abzulegen.

Übung 1

Erkenne deine Muster

Kannst du dich an eine Situation erinnern, in der du Angst hattest und dir Sorgen gemacht hast? Wie kam es dazu? Wo warst du?
Du kannst dir eine einzelne Situation oder mehrere ansehen. Wenn du verschiedene Ereignisse beleuchten willst, betrachte eins nach dem anderen und durchlaufe den gesamten Frageprozess, bevor du dich der nächsten Situation widmest. Nimm dir einen Block oder benutze deinen Computer, um ausreichend Platz zum Schreiben zu haben.

....

....

Triggergedanken

Worauf bezog sich dein erster negativer Gedanke, der deine Angst und Sorgen getriggert hat?
Dieser Triggergedanke kann ein Gefühl, ein Symptom in deinem Körper, eine Person, eine Situation sein – irgendetwas.
Häufig zeigen sich die Triggergedanken in Form einer »Was-wäre-wenn«-Frage oder einer Vorstellung von etwas Traurigem oder Beängstigendem.

....

....

CAS – Denkmuster

Wie hat dein Geist auf diesen Gedanken reagiert?

Mit Übertreibung?

Worüber hast du dir Sorgen gemacht?

Beschreibe deine Sorgen.

Wie lange hast du darüber »Selbstgespräche« geführt?

....

....

CAS – Aufmerksamkeit

Wohin ist deine Aufmerksamkeit gewandert?

Hast du nach Symptomen, Gefühlen und Gedanken Ausschau gehalten?

Hast du deine Umgebung sondiert?

....

....

CAS-Verhalten

Was hast du unternommen, um die bedrückenden, unangenehmen Gedanken loszuwerden?

Hast du versucht, dich abzulenken?

Hast du eine Situation vermieden?

Hast du versucht, das Gefühl zu »dämpfen«?

Hast du dich mit jemandem oder etwas umgeben, der oder das eine beruhigende Wirkung auf dich hat?

Hast du Informationen oder Beweise gesammelt?

....

....

Konsequenzen

Wie ist es dir ergangen?

In welcher Weise haben dein Sorgen und deine CAS-Strategien deine Gefühle und deine Verfassung beeinflusst?

Hast du körperliche Symptome entwickelt?

Wäre es dir anders ergangen, wenn du kürzer in deinem CAS verharrt hättest?

....

....

Um dein Sorgen und die Entscheidung für deine CAS-Strategien besser verstehen zu können, sehen wir uns deine metakognitiven Überzeugungen genauer an.

Negative Überzeugung von Kontrollverlust

Hattest du zu irgendeinem Zeitpunkt das Gefühl, du könntest sofort aufhören, dir Sorgen zu machen, wenn du es willst?

....

....

Wenn du nicht das Gefühl hattest, es jederzeit abbrechen zu können, hast du die metakognitive Überzeugung von

Kontrollverlust. Blättere gerne zurück und lies dir im Kapitel über die metakognitiven Überzeugungen den Abschnitt über die erste metakognitive Überzeugung erneut durch. Vergiss nicht, dass du deine Sorgen steuern kannst, auch wenn es sich nicht so anfühlt.
Die Übungen in der zweiten, dritten und vierten Woche werden dir zeigen, dass du sehr wohl die Kontrolle hast.

Negative Überzeugung von der Gefahr durch Sorgen

Warst du in Sorge, dass deine negativen Gefühle, Stress und Angst, dir physisch oder psychisch schaden könnten?

....

....

Wenn das so war, dann bist du der Überzeugung, dass dein Sorgen gefährlich für dich ist. Blättere gerne zurück und lies dir im Kapitel über die metakognitiven Überzeugungen den Abschnitt über die zweite metakognitive Überzeugung erneut durch. Vergiss nicht, dein Sich-Sorgen ist bedrückend und erschöpfend, aber nicht gefährlich.
In der fünften Woche beschäftigen wir uns ausführlicher mit den Gefahrenüberzeugungen.

Positive Überzeugungen vom Nutzen des Sich-Sorgens

Warst du davon überzeugt, dass dir dein Sorgen und das Grübeln nützen?

Dass sie notwendig sind und dir weiterhelfen?

....

....

Wenn das so war, bist du der positiven metakognitiven Überzeugung von der Nützlichkeit deines Sorgens. Blättere gerne zurück und lies dir im Kapitel über die metakognitiven Überzeugungen den Abschnitt über die dritte metakognitive Überzeugung erneut durch. Vergiss nicht, dass dir dein Sorgen keinen Nutzen bringt. Wir sehen uns diese Überzeugung in der sechsten Woche genauer an.

Schlussgedanke

Was hat dir diese Übung gezeigt? Hast du eine Vorstellung von deinem CAS und deinen metakognitiven Überzeugungen, die dahinterstehen?

....

....

Herzlichen Glückwunsch. Du kennst jetzt die Ursachen deiner Angst und kannst ab jetzt etwas dagegen unternehmen.

Konzentrationsaufgabe 1

Wie sieht dein Reaktionsmuster aus?

Die Konzentrationsaufgabe dieser ersten Woche setzt deine Arbeit des Aufdeckens deiner Triggergedanken und deines CAS fort, mit denen du dich schon in der Wochenübung beschäftigt hast.
Angst ist, wie wir wissen, eine direkte Konsequenz schlechter Angewohnheiten und unangemessener Strategien, die innere Unruhe füttern und aufrechterhalten. Deshalb ist es wichtig, dass wir uns das genauer ansehen.
Ich möchte dich bitten, in der kommenden Woche deine Triggergedanken und dein CAS-Verhalten aufmerksam zu beobachten. Du musst sie nicht notieren – achte nur besonders aufmerksam darauf, wann sie sich melden und wie du auf sie reagierst.
Ziel ist es, dein Bewusstsein zu schärfen, welche Triggergedanken im Alltag dein CAS auslösen.
Welche setzen das Sich-Sorgen, die Gefahrenkontrolle und andere ungeeignete Strategien in Gang?

In welchem Ausmaß lässt du dich von ihnen triggern, um dich in diese Strategien zu vertiefen?

» Sich-Sorgen
» Grübeln
» Anderes ungeeignetes Denkverhalten zur Zensur oder Unterdrückung der Gedanken und Gefühle
» Gefahrenkontrolle
» Bewältigung des Alltags und bestimmter Situationen mit ungeeignetem Verhalten

Kannst du diesen Prozess stoppen oder dein CAS bremsen? Das Ziel in der ersten Woche ist nicht, dass du es schaffst, dein CAS einzuschränken, es geht nur darum, es zu erkennen.

Sei nicht niedergeschlagen, wenn du feststellst, dass du dir tatsächlich viel mehr Sorgen machst, als du angenommen hast. Jetzt weißt du wenigstens, was dich so unruhig macht, und hast die Möglichkeit, diese ungeeigneten Strategien wieder zu verlernen. Du kannst verlernen, nicht mehr mit deinem CAS zu reagieren, indem du deine metakognitiven Überzeugungen änderst.

2. WOCHE

Lass deine Triggergedanken ins Leere laufen

Bevor du in die zweite Woche startest, bitte ich dich wie letzte Woche, die Kraft deiner metakognitiven Überzeugungen einzuschätzen. Gib auf einer Skala von 0 bis 10 an, wie sehr die folgenden drei Aussagen auf dich zutreffen.

Mein Sorgen ist unkontrollierbar. ....

Mein Sorgen schadet meinem Körper und meiner Psyche. ....

Mein Sorgen ist sinnvoll und hilft mir. ....

In der ersten Woche solltest du dir deine Triggergedanken genauer ansehen, wie oft sie auftauchen und dich triggern. Du solltest auch deine CAS-Strategien ausfindig machen, also die Reaktionsmuster, die deine Angst am Leben erhalten.

Fass hier unten zusammen, was du in der vergangenen Woche festgestellt hast.

....

....

In dieser Woche will ich dir eine neue, CAS-freie Methode vorstellen, mit der du auf deine Triggergedanken reagieren kannst. Lies gerne das Kapitel über die Triggergedanken ein zweites Mal durch. Auch die folgenden Zeilen kannst du im Laufe der Woche wiederholt durchgehen. Wahrscheinlich wirst du jedes Mal ein bisschen mehr davon verstehen und umsetzen können.

Vergiss nicht, dass du nur deine *Reaktionsmuster* auf die Triggergedanken ändern sollst. Das Ziel ist nicht, dass die Triggergedanken dich für immer in Frieden lassen. Das tun sie nicht, sie sind ein Teil deines Lebens.

Die neue Methode, die ich meine, ist unglaublich einfach: Du reagierst einfach *nicht*!

Nicht zu reagieren – und dadurch die Triggergedanken einfach ins Leere laufen zu lassen – ist keine neue Technik, die du erlernen musst. Die beherrschst du schon längst und wendest sie jeden Tag ganz oft an, ohne dir dessen bewusst zu sein. Es ist nämlich unmöglich, auf alle spontanen Gedanken zu reagieren, die einem durch den Kopf jagen.

Das Neue daran ist, dass du *auch* auf deine Triggergedanken so reagierst bzw. eben *nicht* reagierst – genauso wie du es mit den Tausenden von anderen spontanen, weniger beängstigenden Gedanken machst.

In der Metakognitiven Therapie nennt man diese Technik »Seine Gedanken ziehen lassen«, man praktiziert *detached mindfulness* oder eben auf Deutsch »losgelöste Achtsamkeit«. Ich verwende den englischen Ausdruck, weil ich ihn präziser finde.

Detached mindfulness ist ein mentaler Zustand, bei dem wir passiv unseren Geist beobachten, damit meine ich unsere Gedanken, Gefühle und Wahrnehmungen. Alles, was wir unter Geist verstehen, gehört dazu.

Wir lassen alles vorüberziehen, was in unserem Bewusstsein auftaucht, ob es Erinnerungen, Ansichten, Bilder, Ideen, Angst oder etwas anderes ist. Wir beziehen keine Position, machen uns keine Sorgen, versuchen weder den Sachverhalt zu analysieren noch zu unterdrücken – wir reagieren nicht.

Bei *detached mindfulness* geht es auch um die Wahrnehmung, etwas anderes – mehr, tiefer oder höher – als unsere Gedanken zu sein. Wir sind nicht unsere Gedanken, sondern nur ein unabhängiger Beobachter. Der einen Schritt zurücktritt und sich die Gedanken aus der Distanz betrachtet.

Wenn dir das ein bisschen zu schwammig klingt, dann vergiss diesen Absatz für den Moment. Wir kommen in der dritten Woche erneut darauf zu sprechen.

Wichtig ist jetzt, dass *detached mindfulness* bedeutet, *nicht zu reagieren*. Diese Methode, mit seinen Gedanken umzugehen, beinhaltet, *gar nichts* zu unternehmen. Die losgelöste Achtsamkeit ist das genaue Gegenteil von CAS, bei dem die Reaktionen auf die Gedanken überhandnehmen.

Wahrscheinlich wird es dir leichter fallen, *detached mindfulness* zu verstehen, wenn ich es anhand von Bildern erläutere. Einigen davon bist du im Buch schon begegnet.

Angelhaken im Mund

Stell dir bitte vor, dass dir ein Missgeschick passiert ist und du einen Angelhaken in der Wange stecken hast. AUA! Ist es eine gute Idee, darauf herumzukauen oder daran zu ziehen? Nein, das würde den Schmerz nur verstärken. Aber genau das tust du, wenn du auf einen deiner Triggergedanken mit Sorgen, Grübeln oder einer anderen CAS-Strategie reagierst. Es tut am Ende nur noch mehr weh.

Wenn du dich in losgelöster Aufmerksamkeit übst, kaust du nicht auf dem Angelhaken herum und versuchst ihn auch nicht herauszuziehen. Du machst gar nichts!

Nichts zu tun bedeutet nicht automatisch, dass der Angelhaken und die Schmerzen verschwinden. Aber das ist auch nicht das Ziel. *Detached mindfulness* sorgt dafür, dass du dir weder zusätzliche Sorgen machst noch handelst, ganz gleich was du fühlst.

Telefonklingeln

Ein anderes Bild für deine Triggergedanken ist ein möglicher Telefonanruf mit einer beängstigenden Nachricht: *Was wäre, wenn …?*

Du kannst hier einen deiner Gedanken einsetzen, die in dir Angst auslösen.

Wenn man *detached mindfulness* praktiziert, geht man *nicht* ans Telefon, wenn es klingelt. Du reagierst gar nicht, rufst nicht zurück, hörst dir keine Nachricht an, machst dir keine Gedanken darüber, keine Sorgen, diskutierst nicht darüber, schimpfst nicht, begibst dich nicht in einen Dialog, in keine Interaktion, du agierst nicht.

Du ziehst auch nicht den Stecker aus der Telefonanlage oder schaltest sie auf stumm. Denn dann würdest du etwas tun. Wenn ich gar nichts sage, dann meine ich auch gar nichts! Das Ziel ist es nicht, den Anruf zu beenden oder zu verhindern. Das Ziel ist es, dass du gar nicht auf das Klingeln reagierst.

Falscher Zug

Stell dir vor, du willst mit dem Zug zum Musikfestival in Roskilde fahren und gehst die Treppe runter zu den Gleisen. Springst du in den erstbesten Zug, der am Gleis hält? Oder erkundigst du dich, welcher der Züge nach Roskilde fährt? Ich vermute Letzteres.

Verhältst du dich so auch, wenn ein negativer Gedanke bei dir hält? Wahrscheinlich nicht. Ich vermute nämlich, dass du sofort auf den Gedanken aufspringst, der dich an einen Ort voller Angst bringt.

In diesem Zusammenhang bedeutet *detached mindfulness*, einen Schritt zurückzutreten und sich seine Triggergedanken mit Abstand anzusehen, statt blind auf den ersten Gedankenzug aufzuspringen.

Wundschmerz

Wenn du dich verletzt hast, spürst du den Schmerz in der Regel sofort. Am Anfang brennt und pocht es, danach wird die Stelle ganz empfindlich. Wenn sich Schorf bildet, spannt und juckt die Wunde. Das alles sind ganz normale Symptome des Heilungsprozesses.

Wenn dein Immunsystem ein physisches Trauma bearbeiten muss, erzeugt es einige unangenehme, aber gutartige Symptome, die den Heilungsprozess begleiten. Die beste Reaktion darauf ist es, die Wunde in Ruhe zu lassen und nicht an ihr zu pulen.

Die identischen Mechanismen kommen zum Tragen, wenn psychische Wunden heilen. Erinnere dich an die unzähligen Situationen, in denen du verletzt wurdest oder dir sogar etwas Traumatisches widerfuhr. Als dein:e Partner:in dir eröffnet hat, dass sie oder er jemand Neues gefunden hat. Als dir gekündigt wurde. Als du mit dem Fahrrad gestürzt bist. Als du einen geliebten Menschen verloren hast.

Die Stunden und Tage danach hast du in einem Schockzustand verbracht. Die Gedanken an den Augenblick tauchen immer wieder auf, tagsüber in Flashbacks und nachts in deinen Albträumen. Dieser Zustand hielt eine Weile an.

Aber obwohl es dir nicht gut ging, hast du nach und nach wieder Interesse an deinem Alltag entwickelt und deine Gedanken haben sich wieder anderen Dingen als dem schrecklichen Ereignis zugewandt. Im Laufe der Zeit nahmen diese Gedanken immer weniger Raum ein und heute sind sie nur noch eine traurige Erinnerung.

Wir spüren auch Symptome der Heilung, wenn sich unsere psychischen Wunden schließen. Diese Symptome sind negative Gedanken und Gefühle, die zwar unangenehm, aber in Wirklichkeit nur Anzeichen dafür sind, dass unsere Psyche diese Wunden heilt.

Kein Mensch erlebt kritische Situationen, ohne davon berührt zu werden. Auf diesem Weg erholen wir uns wieder davon. Unser Unwohlsein ist ein Zeichen dafür, dass wir heilen, und nicht dafür, dass wir einen Schaden erlitten haben.

Dasselbe gilt auch für deine Angstwunde. Wenn sie noch nicht geheilt ist, sondern sich sogar zu einem mehr oder weniger chronischen Zustand entwickelt hat, liegt das daran, dass du mental »am Schorf pulst«. Du machst dir Sorgen, bist unentwegt mit der Gefahrenkontrolle beschäftigt und richtest dein Leben nach deiner Angst aus.

Wenn deine Angstwunde heilen soll, musst du die richtigen Voraussetzungen für eine Heilung schaffen. Und du musst aufhören, daran zu rühren.

Wenn du schon lange an deiner Wunde herumkratzt, wird sie auch noch pochen und jucken, wenn du damit aufhörst. Es wird also eine Phase geben, in der das Jucken anhält, obwohl du die Strategie geändert hast und nicht mehr am Schorf herumkratzt, auf dem Angelhaken herumkaust oder sofort ans Telefon gehst.

Man könnte das mit deinem Fahrrad vergleichen, das auch weiterrollt, obwohl du nicht mehr in die Pedale trittst. Das ist ganz natürlich. Wenn du deinen Symptomen mit *detached mindfulness* begegnest, werden sie nach und nach abklingen.

Kannst du den roten Faden in den Metaphern erkennen? Die Triggergedanken sitzen selbstverständlich nicht wie Haken im Mund oder wie Wunden auf der Haut. Sie sind auch weder Telefonanrufe noch Züge, sondern eher eine Irritation unseres Geistes, der einen mentalen Juckreiz auslöst und deine Aufmerksamkeit verlangt.

Aber du musst nicht antworten, nur weil diese Gedanken nach dir rufen. Du könntest die Triggergedanken als ein Konzept betrachten, das keinen relevanten Inhalt hat. Wenn du dich nicht auf das Thema einlässt, an das die Triggergedanken sich heften, sondern sie eher als ein Phänomen siehst, das vorübergehend Angst erzeugt, befreist du dich doch von der Notwendigkeit, ihren Inhalt ernst zu nehmen.

Übung 2.1

Freie Assoziation

In dieser Woche gibt es zwei Übungen, mit denen du die losgelöste Achtsamkeit üben kannst. Ziel ist, dass du mit diesem Zustand vertraut wirst und ihn jederzeit aktivieren kannst, um nicht auf deine Triggergedanken zu reagieren.

Anleitung für die Audioübung

Lies dir in Ruhe die Anleitung durch, folge dann dem Link auf Seite 271 und öffne – auf dem Handy, Tablet oder Computer – »Übung 2.1«.

Du wirst eine Stimme hören, die eine Reihe von zufälligen Wörtern aufsagt.

Deine Aufgabe ist es, passiv zu beobachten, was in deinem Geist passiert. Es ist vollkommen gleichgültig, was passiert, beobachte nur. Sonst nichts.

Es können Gedanken auftauchen oder auch nicht. Das ist nebensächlich. Erzwinge nichts, sondern beobachte nur, ob etwas auftaucht. Mach nichts damit. Vielleicht tauchen Bilder, Erinnerungen, Worte, Farben oder Gefühle auf, vielleicht aber auch nicht. Das ist ebenfalls nebensächlich.

Versuche, es nicht zu analysieren, nicht an einem Begriff hängen zu bleiben oder etwas beeinflussen zu wollen. Beobachte passiv, was passiert, ohne darüber nachzudenken und Kontrolle auszuüben. Vielleicht passiert gar nichts. Dann ist dieses »gar nichts« deine Beobachtung.

Was auch passiert, lass es geschehen und beobachte es von außen. Wenn etwas deine Aufmerksamkeit erregt, lässt du es sein, wie es ist.

Du gehst nicht darauf ein, mischst dich nicht ein und schiebst es auch nicht beiseite. Du tust nichts, außer beobachten.
Du bist ein unabhängiger Beobachter, der nur wahrnimmt, was in seinem Geist passiert.
Vergiss nicht, dass es ein großer Unterschied ist, ob man spontane Gedanken, Gefühle und Empfindungen hat oder ob man sich Gedanken darüber macht und sie dadurch verlängert.
Die spontanen Gedanken kommen von allein, darüber hast du keine Kontrolle. Aber du übst gerade, sie in Ruhe zu lassen. Damit du die strategischen Gedanken loswerden kannst, die sonst im Kielwasser folgen.
Aktiviere den Link jetzt. Setz dich aufrecht hin, schließ die Augen und beginn mit der Übung.

Auswertung

Tauchte bei deiner Beobachtung etwas auf? Gedanken, Gefühle, Worte, Bilder oder Erinnerungen?

....

....

Wenn ja, waren das Gedanken, Worte oder Bilder, die du aktiv hervorgerufen hast, oder entstanden sie spontan, während du zugehört hast?
Wenn du aktiv Assoziationen hervorgerufen hast, zum Beispiel an etwas Bestimmtes gedacht hast, das du mit einem der Wörter in Verbindung bringst, konntest du die losge-

löste Achtsamkeit nicht praktizieren – du hast dir Gedanken gemacht.

Das gilt auch, wenn du versucht hast, die Gefühle, Worte, Bilder oder Erinnerungen zu verdrängen, oder wenn du deine Beobachtungen analysiert hast. Dann hast du aktiv gehandelt, etwas getan. Du hast dich verhalten wie sonst auch. Du hast dir Gedanken gemacht. Du hast zu viel nachgedacht. Und damit warst du nicht in der losgelösten Achtsamkeit.

Positiv ist, dass du deine gedankliche Aktivität sehen und beschreiben kannst. Erst wenn du sie wahrnimmst, kannst du auch etwas daran ändern.

Wenn nichts passiert ist: Konntest du passiv »das Nichts« beobachten, ohne ins Grübeln und Analysieren zu geraten? Wenn nicht, warst du nicht in der losgelösten Achtsamkeit, weil du etwas getan hast. Du hast darüber nachgedacht.

Es ist äußerst selten, dass diese Übung auf Anhieb funktioniert. Bleib dran, wiederhole sie. Beim nächsten Mal schon wird es dir besser gelingen, nur zu beobachten, statt dir etwas auszudenken, herzuleiten oder es zu analysieren. Dann wirst du nur das beobachten können, was dein Geist von sich aus produziert.

Wiederhole die Übung mehrmals, bis du spürst, dass du mental passiv bleiben und das beobachten kannst, was passiert.

Hat die losgelöste Achtsamkeit funktioniert?

Wenn es dir gelungen ist, zu den Wörtern keine Assoziationen aktiv hervorzurufen, und du deine

spontanen Gedanken, Gefühle und Empfindungen unkommentiert zugelassen hast, dann ist dir die losgelöste Achtsamkeit gelungen. Hurra!
Aber erzähl: Was war aus deinem ersten Gedanken geworden, als das letzte Wort aufgesagt wurde?
Lass mich raten, er war weg! Was sagt uns das über die Natur der Gedanken?
Wenn du sie in Ruhe lässt, regulieren sie sich von allein! Wenn sie auftauchen, musst du dich weder mit ihnen beschäftigen noch sie verdrängen. Du kannst sie passiv beobachten. Wenn deine Triggergedanken nicht von allein wieder verschwinden, liegt es daran, dass du dich an ihnen festbeißt und die Selbstregulierung deiner Psyche störst.

Einwände?

Meine Patienten und Patientinnen wenden oft ein, dass sie ihre vorherigen Gedanken vergessen haben und sich deshalb keine Sorgen machen können, weil sie ununterbrochen neue Wörter hören. Aber das ist ein Denkfehler. Wenn das wahr wäre, müsste ich – oder jemand anderes – ihnen einfach nur alle fünf Sekunden ein Wort sagen und sie würden sich nie wieder Sorgen machen. Die Wahrheit hingegen ist, dass uns unser Geist am laufenden Band mit Gedanken bombardiert. Zwischen 3000 und 70000 pro Tag! Wenn du aber eine Tendenz zu CAS und Angst hast, ziehst du es vor, bei angstbesetzten Gedanken zu verweilen und neue Gedanken zu übersehen.
Die Übung soll dir zeigen, dass wir Gedanken haben können, ohne etwas mit ihnen anstellen zu müssen.

Wir können losgelöste Achtsamkeit praktizieren und die Gedanken ins Leere laufen lassen.
Sie zeigt dir auch, wie empfänglich unsere Sorgen für Ablenkung sind. Wenn unsere Gedanken keine Aufmerksamkeit bekommen, ist es ungleich schwerer, uns über sie Sorgen zu machen. Aber warte mal – wer bestimmt eigentlich, auf was wir unsere Aufmerksamkeit lenken? Stimmt ja! Das sind wir selbst! Ergo kontrollieren wir unsere Sorgen zu 100 Prozent. Mit der Kontrolle über unsere Aufmerksamkeit beschäftigen wir uns in der vierten Woche.
Ein weiterer Einwand weist darauf hin, dass es deshalb leicht war, nicht auf die Gedanken zu reagieren, weil die neutralen Wörter in der Übung nur neutrale Gedanken und keine tiefen Gefühle auslösen. Wenn es einen Unterschied zwischen neutralen und gefühlsgeladenen Gedanken gibt, liegt der Unterschied also nicht in den Gedanken, sondern in der Art und Weise, wie du mit ihnen umgehst.

Übung 2.2

Freie Assoziation mit Trigger

Wir gehen eine Runde weiter. Dieses Mal hörst du eine Mischung aus neutralen und gefühlsgeladenen Wörtern. Du findest diese Übung ebenfalls über den Hinweis auf Seite 271. Lies die Anleitung sorgfältig durch, bevor du auf den Link »Übung 2.2« klickst.

Anleitung für die Audioübung

Begib dich erneut in die Rolle des unabhängigen Beobachters, der sich beim Anhören der Wörterreihe die spontanen Gedanken gelassen ansieht, die auftauchen.
Verhalte dich passiv, beobachte, ohne dich zu engagieren, ohne Gefühle oder Gedanken zu verdrängen.
Ganz gleich, welche spontanen Gedanken und Gefühle auftauchen, verhalte dich so wie in der Übung davor: Tu nichts.
Du kannst dir auch deine persönlichen Triggergedanken aufnehmen und sie anhören, während du ihnen mit losgelöster Achtsamkeit begegnest.
Aktiviere den Link jetzt. Setz dich aufrecht hin, schließ die Augen und beginn mit der Übung.

Auswertung

Warst du mental aktiv oder passiv? Konntest du die spontanen Gedanken in Ruhe lassen? Bist du ohne Sorge, Analyse, Deutung, Meinung und Verdrängung zurechtgekommen?

War es dir möglich, die Emotionen und Eindrücke zuzulassen, ohne dich in deinen Gedanken darüber zu verlieren?

....

....

Was sagt das darüber aus, wie sehr du deine Gedanken unter Kontrolle hast? Sind es deine Gefühle, die dein Denken steuern, oder bist du das?
Das bist natürlich du! Du hast immer die Kontrolle über dein Denken – unabhängig von deinen Gefühlen.
Die Überzeugung, dass du dein Sorgen nicht kontrollieren kannst, ist eines der größten Hindernisse, wenn du dich von deiner Angst verabschieden willst. Denn dann hast du deinen Gefühlen die Kontrolle übertragen. Allerdings musst du dich ja gar nicht an deinen Gefühlen orientieren – du kannst dir Sorgen machen oder es sein lassen, ganz unabhängig von deinen Gefühlen.
Wiederhole diese Übung so oft, bis es dir gelingt, mental passiv zu bleiben, ganz gleich, welche Gedanken und Gefühle die Worte in dir wecken.
Wenn es dir gelingt, weißt du, dass du deine Triggergedanken in Ruhe lassen kannst. Dass du ein:e unabhängige:r Beobachter:in deines Geistes sein kannst. Dann praktizierst du die losgelöste Achtsamkeit.
Mir ist wichtig zu betonen, dass es sich hier nicht um die Wiedereroberung der Kontrolle über deine Sorgen handelt, sondern um die Wahrnehmung, dass du die Kontrolle hast

und schon die ganze Zeit hattest. Du hast sie nie verloren, sie nur nicht ausgeübt. Entdecke die Tatsache, dass du dich trotz negativer Gedanken und Gefühle nicht mit Sorgen oder anderen CAS-Strategien aufhalten musst. Du kannst die Sorgen in deinem Kopf »allein zu Haus« lassen, ohne sie beseitigen oder ihnen aus dem Weg gehen zu müssen.

Bei der losgelösten Achtsamkeit geht es also nicht darum, seine Gedanken unter Kontrolle zu bekommen, sondern zu kontrollieren, wann du ihnen deine Aufmerksamkeit schenkst. Dein innerer Kampf, die Puzzleteile deiner Gedanken zusammenzufügen, ist das Problem und nicht die Lösung. Das sehen wir uns zum Abschluss in der sechsten Woche an.

Konzentrationsaufgabe 2

Sorgenpause

Die Übungen dieser Woche hast du erledigt. Auch in deiner Konzentrationsaufgabe geht es nun wieder darum, deinen Triggergedanken mit losgelöster Achtsamkeit zu begegnen.

Jedes Mal, wenn du einen Triggergedanken hast, sollst du dich ihm gegenüber passiv verhalten und die Beschäftigung auf einen späteren Zeitpunkt verschieben. Diesen Zeitpunkt nennen wir Sorgenzeit.

Die Sorgenzeit ist auf 20 Minuten am Tag beschränkt. Aber innerhalb dieser Zeitspanne kannst du dir so viele Sorgen und Gedanken machen, wie du willst. Leg einen festen Zeitpunkt dafür fest und halte dich an diese Absprache mit dir selbst.

Du hast dich verpflichtet, das Programm zu absolvieren, und diese Aufgabe ist ein sehr wichtiges Element davon. Wenn du zulässt, dass du dich außerhalb der vereinbarten Sorgenzeit sorgst, riskierst du, dass aus fünf Minuten schnell fünf Stunden werden.

Auch wenn du das Bedürfnis verspürst, außerhalb der Sorgenzeit zu grübeln, ist es ungeheuer wichtig, dem nicht nachzugeben, sondern dich an deine Vereinbarung mit dir selbst zu halten. Nicht etwa, weil es schädlich für dich wäre, sondern weil du erleben sollst, dass du es kannst, wenn du dich dafür entschieden hast.

Es geht nicht darum, dass du »dein Bestes« gibst.

Es geht darum, dass du das tust, was notwendig ist, um die Konzentrationsaufgabe dieser Woche auszuführen.

Du hast gerade entdeckt, dass du die Kontrolle immer hattest und jetzt auch hast. Jetzt sollst du anfangen, sie auszuüben.

Du hast am Tag also maximal 20 Minuten Sorgenzeit zur Verfügung, in der du dich mit deinen dunklen Gedanken beschäftigen kannst. Die Zeit ist auf den Tag beschränkt, du kannst dir keine Minuten vom nächsten Tag ausleihen oder später wieder abziehen.

Die Sorgenzeit ist allerdings nicht obligatorisch. Wenn du keine Lust hast, dir Sorgen zu machen, dann ist das vollkommen in Ordnung. Viele schöpfen die Sorgenzeit gar nicht voll aus.

Vergiss dabei eines nicht: Das Ziel der losgelösten Achtsamkeit ist nicht, bestimmte Gefühle zu vermeiden oder herzustellen. Das Ziel ist, dein Gedankenkarussell nicht in Fahrt zu bringen, deinen Intellekt nicht von deinen Triggergedanken aktivieren zu lassen.

Alle Gefühle dürfen auftauchen, auch die schweren. Die losgelöste Achtsamkeit ist also kein Zustand, in dem du plötzlich die Englein singen hörst und sich alle Probleme auflösen. Du kannst Angst haben *und* losgelöst achtsam sein.

It's simple, not easy – ein paar Worte zur Motivation

Diese Praxis erinnert dich vielleicht ein bisschen an eine Diät, bei der du erst um 18 Uhr essen darfst, obwohl du schon um 17 Uhr Hunger hast. Wenn du den Gedanken in Ruhe lässt und dem Drang nicht nachgibst, ändert das nichts an deinem Hunger. Aber du hältst an deiner Vereinbarung mit dir fest.

Will sagen: Es kann auch mal ungemütlich sein, »das Richtige« zu tun. So ähnlich kann sich das anfühlen, wenn die Angst neue Triggergedanken auslöst und du dich trotzdem dafür entscheidest, nicht mit CAS darauf zu reagieren.

Verwende neue Maßeinheiten. Denk nicht an den konkreten Inhalt deiner Sorgen, sondern in *Sorgenmengen* oder in *Sorgenzeiten.* Es ist gleichgültig, ob deine Sorgen einen hohen Wirklichkeitsbezug haben, viel wichtiger ist, dass du dir *weniger* Sorgen machst. Nur so setzt du deine Ressourcen frei und wirst weniger Angst haben.

Der Weg aus der Angst ist super einfach, aber nicht leicht. Es ist keine Atomphysik, sondern gesunder Menschenverstand. Aber es ist nicht leicht, weil der gesunde Menschenverstand nur selten praktiziert wird.

Wir werden nur gut in etwas, das wir regelmäßig üben. Immer und immer wieder. Und das heißt, *jedes Mal*, wenn ein Triggergedanke uns trifft. Wenn man schreckliche Angst hat, erscheint es sinnlos, unüberschaubar und geradezu absurd, sich keine Sorgen zu machen.

Vor allem, wenn es einen realen Grund dafür gibt.

Du magst Einwände haben:

Was ändert es schon groß, wenn du dir *keine* Sorgen darüber machst, dass deine Tochter ihre Lunchbox oder ihr Sportzeug zu Hause vergessen hat? Es ist doch ganz normal, sich über reale Probleme Sorgen zu machen?

Wie sollte dir das bei deiner Angst helfen, dir bei so etwas »Echtem« keine Gedanken zu machen? Diese Sorge ist doch nur ein kleiner Tropfen im Meer deiner Angst.

Ich kann deine Gedanken sehr gut nachvollziehen, aber es

ist essenziell, dass du dir auch über die kleinen Dinge keine Sorgen mehr machst.

Angst ist die Summe deiner Sorgen und *des Gefühls*, dass du sie nicht kontrollieren kannst. Angst macht keinen Unterschied zwischen großen und kleinen Sorgen, es geht allein um die Menge des Sich-Sorgens. Deshalb wiegt jede Sorge im Großen und Ganzen gleich viel.

Jedes Mal, wenn du aufgibst und deinem Sorgen nachgibst, schwächst du dein Gefühl von Kontrolle und dadurch auch dein Vertrauen darauf. Sich außerhalb der Sorgenzeit Sorgen zu machen, ist also alles andere als harmlos. Sorgen sind harmlos, aber nicht dein Sorgenverhalten.

Doing nothing is doing everything

Die Angst ist ein echtes Schwergewicht, kein leichter Gegner. Und trotzdem ist der Weg aus der Angst ein Weg von vielen kleinen Schritten, die du jedes Mal machst, wenn dich ein Triggergedanke trifft.

Weil Angst so eine Wucht hat, werden wir schnell ungeduldig und glauben, dass wir viel und mehr tun müssen, um sie loszuwerden.

Hier spielen dir deine Metakognitionen einen Streich. Denn in Wirklichkeit musst du weniger tun. Wenn es um deine Angst geht, lautet die Devise: *Weniger ist mehr.*

Kennst du den Film »Karate Kid«, in dem der kleine Daniel bei dem Karatemeister Mr. Miyagi in die Lehre geht? Zwischen den Trainingseinheiten lässt Mr. Miyagi Daniel den Wagen einwachsen, den Boden abschleifen und den Zaun anstreichen.

Nicht einfach so, sondern mit exakten Bewegungen, die ihm sein Lehrer vorher zeigt. Daniel hasst diese Aufgaben und findet, dass er damit nur seine Zeit verschwendet. Er will lieber ein knallhartes Training absolvieren, damit er seinen Erzfeind besiegen kann. Aber wenn er Mr. Miyagis Schüler bleiben will, muss er diese Aufgaben erfüllen.

Der Film hat seinen Höhepunkt, als Daniel begreift, dass die vielen kleinen, exakten Bewegungen, die er bis zur Erschöpfung geübt hat, in Wirklichkeit Techniken sind. Die langweiligen Aufgaben waren der eigentliche Unterricht und die tief verinnerlichten Bewegungsabfolgen sichern Daniel am Ende den Sieg über den Erzfeind.

Während Daniel also das Auto eingewachst und den Boden abgeschliffen hat, hat er Techniken erlernt, die sich zu unbewussten Kompetenzen entwickelt haben. Gleichzeitig trainierte er auch Beharrlichkeit und Präsenz, indem er seine gesamte Aufmerksamkeit auf eine Sache lenkte. Nicht auf die Auseinandersetzung, die in der Zukunft liegt, oder auf die Ungerechtigkeiten, denen er in seiner Vergangenheit ausgesetzt war.

Er hat das Richtige trainiert, ganz gleich, wie er sich dabei fühlte. Und weil Daniel schließlich alle Kampftechniken bis zur Perfektion beherrscht, gewinnt er am Ende den Kampf.

3. WOCHE

Befreie dich von deinen Gedanken

Bevor du in die dritte Woche startest, bitte ich dich wie in den vergangenen Wochen, die Kraft deiner metakognitiven Überzeugungen einzuschätzen. Gib auf einer Skala von 0 bis 10 an, wie sehr die folgenden drei Aussagen auf dich zutreffen.

Mein Sorgen ist unkontrollierbar. ....

Mein Sorgen schadet meinem Körper
und meiner Psyche. ....

Mein Sorgen ist sinnvoll und hilft mir. ....

Ich möchte dich außerdem bitten zusammenzufassen, was du aus der zweiten Woche mitnimmst. Ist es dir geglückt, dein Sorgen zu verschieben?

....

....

Wenn es dir noch nicht gelungen ist, dein Sorgen zu verschieben, gib nicht auf. Versuch es weiter. Es wird dir eines Tages gelingen und dann hast du den Code geknackt, um deine Angst loszulassen.

Wenn es dir gelungen ist, deine Sorgen nur in der Sorgenzeit zu bearbeiten, ist das ein großer Erfolg. Ich will dich noch einmal fragen: Wie unkontrollierbar ist dein Sorgen, wenn es dir doch gelungen? Richtig, es ist kontrollierbar. Das war es schon immer, aber jetzt weißt du es.

Wenn es dir gelungen ist, es um 60, 30 oder 15 Minuten zu verschieben, beweist auch das, dass sich das Sich-Sorgen verschieben lässt. Und kontrollierbar ist. Experimentiere damit, es immer weiter und weiter hinauszuschieben.

Wenn du in der Sorgenzeit kein Bedürfnis oder keine Lust hattest oder dich nicht mehr an die Triggergedanken erinnern konntest, ist das genial. Dann ist es dir gelungen, dir eine Menge Sorgen zu ersparen.

Bleib dran! Du hast erlebt, dass sich deine Triggergedanken von selbst regulieren, wenn du sie in Ruhe lässt.

Du hast auch erlebt, dass die Wichtigkeit einer Sache sich nicht an der Größe der Angst messen lässt, die deine Gedanken in dir ausgelöst haben. Der Gegenstand deiner Sorge hat sich in der Zeitspanne vom Auftauchen des Triggergedankens bis zur möglichen Bearbeitung in der Sorgenzeit nicht verändert. Das bedeutet, dass nicht der Gegenstand das Problem war. Dir ging es schlecht, als die Gedanken über dessen Inhalt entstanden sind.

Wenn du dein Sorgen vertagst, nimmt dein Geist eine grobe Sortierung vor, damit du deine Energie nicht an Dinge verschwendest, die zwar unangenehm, aber nicht wirklich wichtig sind. Mit anderen Worten entfernt er ein paar Bäume, damit du den Wald wieder siehst.

Du hattest tatsächlich etwas, worüber du dir in der Sorgenzeit Gedanken gemacht hast? Dann ist es umso besser, dass du nicht mehr in der Gewalt deiner Gefühle warst, sondern gewartet hast, bis sich alles ein bisschen beruhigt hat. So konntest du bestimmt die Gedanken mit mehr Gelassenheit und einem realistischen Blick betrachten.

Die Rechnung, seine Triggergedanken unter die Realitätslupe zu legen, geht nie auf. Nicht, wenn man gerade von ihnen gebeutelt wird. Ich verstehe, dass du das sonderbar findest. Vor allem, wenn du bereits kognitive Therapieerfahrung gemacht hast, wo du sehr wahrscheinlich deine negativen Gedanken regelmäßig einem Realitätscheck unterzogen hast.

Der metakognitive Ansatz aber sieht im Realitätscheck von Triggergedanken nur eine Abwandlung des CAS. Das Aufschieben des Sich-Sorgens bis zur Sorgenzeit ist wesentlich effektiver und die bessere Methode, dessen Realitätsbezug zu überprüfen.

Werden deine Gedanken nur in der Sorgenzeit bearbeitet, werden dort auch nur noch die behandelt, die am wichtigsten sind. Das Verlagern deines Sorgens verhilft dir nicht nur zu einem besseren Umgang mit deinen Sorgen, sondern es ist auch der Königsweg, um das Gefühl von Kontrolle über dein Sorgen zu bekommen und somit den Ausweg aus der Angst zu finden.

Fahr fort, die losgelöste Achtsamkeit zu praktizieren und deine Sorgen auf die Sorgenzeit zu verschieben. Wenn es dir gelingt, deine Triggergedanken nur in den 20 Minuten zu bearbeiten, die du selbst festlegst, gibt es keinen Raum mehr für eine Angststörung.

Denn dann kontrollierst *du* Inhalt, Zeit und Ort deiner Sorgen und Gedanken und nicht andersherum. Denk ab jetzt in den Einheiten »Sorgenzeit« und »Sorgenmenge« und nicht mehr in »Sorgeninhalt«.

Was ist reflexives Bewusstsein?

Wir kommen jetzt zu den Übungen und der Konzentrationsaufgabe dieser Woche. Wie in der zweiten Woche will ich dir vorher ein bisschen Theorie mit auf den Weg geben. Der wichtigste Begriff ist hier das *reflexive Bewusstsein.*

Wir Menschen besitzen ein reflexives Bewusstsein, das es uns erst ermöglicht, unseren Gedanken mit losgelöster Achtsamkeit zu begegnen. Dieses Bewusstsein verleiht uns die Fähigkeit, Subjekt und Objekt zu unterscheiden.

Das bedeutet: Ich und alles andere, das nicht ich bin.

Unser reflexives Bewusstsein versetzt uns in die Lage, unsere Gedanken und Gefühle zu reflektieren.

Wenn du einen harten Arbeitstag hattest, kannst du die Frage stellen: *Wie geht es mir?* Und du bekommst den Statusbericht umgehend geliefert: *Ich bin fix und fertig.* Oder: *Mir geht es großartig!*

Gedanken und Gefühle sind demnach Phänomene, die du beobachten und kommentieren kannst. Du bist deshalb *mehr* als sie, so wie du auch *mehr* als alles bist, was du von außen beobachten kannst. Wie zum Beispiel deine Kopfschmerzen oder die Wunde an deinem Finger.

Obwohl Finger und Kopf wehtun, nehmen diese Symptome nur einen Bruchteil deines Bewusstseins ein. Du kannst dein Bewusstsein *gleichzeitig* auch auf andere Dinge richten. Zum Beispiel, dass du auf Toilette musst, im dritten Stock wohnst oder die Kinder bald ins Bett müssen. Alles, was dein Bewusstsein berührt, ist also *weniger* als du.

Du bist in der Lage, deinen eigenen Zustand zu betrachten und zu beschreiben. Das beweist, dass du mental einen Schritt zurückgehen und deine Gedanken und Gefühle als Objekte betrachten kannst. Sie sind gewissermaßen *Gegenstände* deines Bewusstseins.

Wenn deine Gedanken und Gefühle Objekte für dich sind, musst du etwas anderes sein als ein Objekt. Du bist die Person beziehungsweise das Subjekt, das sich dieser Objekte bewusst ist.

Dein Bewusstsein ist deinen Gedanken und Gefühlen also übergeordnet, hat eine eigene Domäne.

Du bist *nicht* deine Gedanken und Gefühle. Sie sind innere Ereignisse, die in dir entstehen und mit denen du genauso umgehen kannst wie mit anderen Ereignissen, die im Außen stattfinden. Wie Lärm vom Nachbarn oder Musik.

Den meisten Gedanken und Gefühlen begegnen wir mit losgelöster Achtsamkeit. Wir identifizieren uns nicht mit dem Gedanken, dass wir die Pfandflaschen zurückbringen müssen, obwohl es ein Gedanke von uns ist. Wir sind davor gefeit, uns mit ihm zu identifizieren, weil wir uns gewissermaßen rauszoomen und in unserem Bewusstsein Raum für andere Gedanken schaffen. Deshalb macht dieser Gedanke nur einen sehr geringen Teil von uns aus.

Wenn uns das bei den Triggergedanken nicht gelingt und wir eins werden mit ihnen, dann füllen sie unser gesamtes Bewusstsein aus und wir entwickeln Angstsymptome.

Du bist mehr, als du denkst

Es ist keine metakognitive Erkenntnis, dass wir nicht eins sind mit unseren Gedanken und Gefühlen. Es ist vielmehr eine der fundamentalen Erkenntnisse vieler Formen meditativer Praxis. Die Grundannahme lautet, dass wir mehr sind als unsere Gedanken und Gefühle. Manchmal beobachten wir einen Geist, der in vollkommener Ruhe ist. Ein anderes Mal beobachten wir einen Geist, der voller Angst ist. Aber wir sind keiner dieser Gedanken und Gefühle, die der Geist fabriziert. Wir sind nur die Beobachter.

In der Meditationspraxis geht es nicht darum, zur Ruhe zu kommen oder das Nervensystem zu entspannen oder zu regulieren. Die Meditation ermöglicht es einem, in Kontakt zu den Tiefen unseres Seins zu treten, die *mehr* sind als Gedanken und Gefühle.

Wenn wir uns nicht mit unseren Gedanken und Gefühlen identifizieren, entwickeln wir die Kapazität, uns entscheiden zu können. Das gelingt uns nicht nur, wenn wir meditieren. Sondern zum Beispiel auch, wenn wir Angst empfinden.

Meditation kann uns dabei helfen, frei und rational zu handeln, indem wir den Blick auf einen größeren Kontext richten, *obwohl* wir Angst haben.

Die Erkenntnis, dass wir nicht eins sind mit unseren Gedanken und Gefühlen, ist in unserem Teil der Welt nicht weitverbreitet. Die westliche Zivilisation hat eine sehr starke Bindung und Identifikation mit dem Kognitiven. Das hat mit den ausgeprägten positiven Überzeugungen zu tun, die unsere westlichen Gesellschaften prägen. Die meisten davon sind so tief in unseren Gedanken verankert, dass wir ihnen unbesehen glauben, wenn sie uns vermitteln, dass wir Angst empfinden und auch Grund dafür haben.

Wenn wir ängstliche Gedanken und Gefühle haben, müssen wir uns verdeutlichen, dass wir *nicht eins* sind mit ihnen. Wenn wir uns daran erinnern, dass wir mehr sind als unsere Gedanken und Gefühle, ist es vollkommen gleichgültig, wie laut sie uns alarmieren und behaupten, dass sie wichtig sind. Wir entscheiden, ob und wann wir es wichtig finden, auf sie einzugehen.

Die Übung für diese Woche stammt aus dem »Meditationsbootcamp«, das ich zusammen mit Jon Bertelsen gegeben habe. Ziel des Camps ist, dein Bewusstsein zu schulen, dass du getrennt von deinen Gedanken und Gefühlen existierst, mit denen du dich bisher identifiziert hast.

Deine Gedanken und Gefühle dürfen gerne existieren. Aber *du* bist auch da, getrennt von ihnen.

Übung 3

Was du bist und was du nicht bist

Wir kommen jetzt zur Wochenübung, in der es darum geht, dich getrennt von deinen Gedanken und Gefühlen wahrzunehmen. Setz dich an einen Ort, wo du nicht gestört werden kannst, und öffne über den Link auf Seite 271 »Übung 3«.

Nachdem du die Übung gemacht hast, fass zusammen, was und wie du sie erlebt hast. Konntest du die Trennlinie zwischen dir und deinem Geist wahrnehmen?

....

....

Wiederhole diese Übung ruhig ein paar Male und beobachte, wo deine Gedanken, Gefühle, die Geräusche und Wahrnehmungen sind und wo du bist. Erkenne, dass du getrennt von ihnen bist.

Konzentrationsaufgabe 3

Deine Triggergedanken und du

In dieser Woche bitte ich dich, Folgendes zu tun:
Wenn sich ein Triggergedanke meldet, beobachte, wo du – das Subjekt – bist und wo sich dein Gedanke – das Objekt – befindet.

Erkenne, dass dein Bewusstsein unabhängig von deinen Gedanken existiert – Gedanken sind bloß Ereignisse in deinem Geist und kein wichtiger Teil von dir.

Vergiss nicht, dich zusätzlich in losgelöster Achtsamkeit zu üben und die Bearbeitung deiner Triggergedanken auf die Sorgenzeit zu verschieben. Die Sorgenzeit selbst ist nicht obligatorisch, das Verschieben hingegen schon.

4. WOCHE

Kontrolle über deine Aufmerksamkeit

Bevor du in die vierte Woche startest, bitte ich dich wie in den vergangenen Wochen, die Kraft deiner metakognitiven Überzeugungen einzuschätzen. Gib auf einer Skala von 0 bis 10 an, wie sehr die folgenden drei Aussagen auf dich zutreffen.

Mein Sorgen ist unkontrollierbar. ....

Mein Sorgen schadet meinem Körper und meiner Psyche. ....

Mein Sorgen ist sinnvoll und hilft mir. ....

Ich möchte dich außerdem bitten zusammenzufassen, was du aus der dritten Woche mitnimmst und was du in der ersten Hälfte des Programms gelernt hast.

....

....

Ich hoffe, dass du entdeckt hast, dass das *Gefühl* von Kontrollverlust nichts anderes ist als … ein Gefühl. Es entsteht, weil wir unser Denkverhalten nicht bewusst wahrnehmen, während wir uns Sorgen machen. Wir lassen zu, dass diese Angewohnheit freien Lauf hat, ohne uns dessen bewusst zu sein. Das kann man vergleichen mit einem Kinobesuch. Wir sitzen im Kino, völlig im Bann des Films futtern wir eine Tüte Popcorn. Um hinterher überrascht festzustellen, dass die Tüte leer ist. Das kann sich anfühlen, als hätten wir die Kontrolle verloren, aber das stimmt nicht. Wir haben es der Gewohnheit überlassen, Popcorn in uns reinzustopfen, ohne uns dessen bewusst zu sein.

Kontrollverlust und *das Gefühl von Kontrollverlust* sind demnach zwei verschiedene Dinge, die man nicht verwechseln sollte. Denn wenn wir das Gefühl von Kontrollverlust haben, versuchen wir erst gar nicht, die Kontrolle zu übernehmen. Aber wir haben die Kontrolle. Sich Sorgen zu machen ist mentale *Arbeit*, die aktiven Einsatz erfordert. Sorgen sind nicht intelligent, sie können nicht eigenständig denken. Deshalb können sie auch keine Eigeninitiative ergreifen.

Du kannst das mit Muskeln vergleichen. Sie sind auch nicht intelligent und ziehen sich nur zusammen, wenn *wir* sie bewusst oder unbewusst einsetzen. Dasselbe gilt für die Sorgen, die fangen erst an zu mahlen und uns zu quälen, wenn *wir* sie aktiviert haben und sie gewähren lassen.

Anders gesagt: Wir entscheiden uns aktiv dafür, uns Sorgen zu machen. Nicht weil wir dumm sind, sondern weil wir ungeeignete metakognitive Überzeugungen haben. Vielleicht glauben wir daran, dass uns die Sorgen nützlich sein können, dass wir es einfach nicht sein lassen können, oder wir machen uns darüber Sorgen, dass wir uns so viele Sorgen machen, weil wir befürchten, dass sie schädlich sind.

Die Erkenntnis, dass du in Wirklichkeit sehr wohl die Kontrolle hast, ist extrem wichtig. Damit ist nicht die Kontrolle über dein Leben gemeint oder über die spontanen Gedanken und Gefühle, die plötzlich auftauchen. Darüber hat niemand von uns die Kontrolle. Aber du hast die volle Kontrolle darüber, welchen Gedanken du deine Aufmerksamkeit zuwendest und womit du dich beschäftigst. Das hast du in der Assoziationsübung in der zweiten Woche erfahren, als du entschieden hast, die Gedanken loszulassen, die spontan entstanden sind. Und du dich nicht mit weiteren Gedanken und Reflexionen beschäftigt hast.

Mit der folgenden Wochenübung sollst du dir der Kontrolle, die du hast, noch stärker bewusst werden. Solange du noch davon überzeugt bist, dass du sie nicht besitzt, versuchst du erst gar nicht, auf die richtigen Dinge zu achten. Das ändern wir jetzt.

Übung 4

Werde Meister deiner Aufmerksamkeit

Wir kommen jetzt zur Wochenübung, mit der du dein Bewusstsein dafür stärken sollst, wie es sich anfühlt, deine Aufmerksamkeit zu steuern und zu verlagern. Das Ziel ist es, dir bewusst zu machen, dass du die Kontrolle hast und die ganze Zeit hattest. Bevor du die Übung machst, setz dich an einen Ort, wo du nicht gestört werden kannst, und such dir drei verschiedene Geräuschquellen.

1. **Musik**
   zum Beispiel Musik-Streamingdienst oder Radio
2. **Sprache**
   zum Beispiel Radiofeature, Podcast oder Fernsehsendung
3. **Geräusche von außen**
   Öffne beispielsweise dein Fenster zur Straße, in den Garten oder in den Hof, damit du spielende Kinder, Verkehrslärm, Vogelgezwitscher, Regen oder andere Geräusche hören kannst. Du kannst auch die Tür zu einem benachbarten Zimmer öffnen, in dem andere Aktivitäten stattfinden: Du hörst von dort beispielsweise das Geräusch der Waschmaschine oder der Dunstabzugshaube oder Leute, die in ein Gespräch vertieft sind – und natürlich angewiesen wurden, dich nicht zu stören.

Sorg dafür, dass diese drei Geräuschquellen sich nicht gegenseitig übertönen. Du solltest alle drei gleichzeitig hören können, dafür müssen die Geräusche aber nicht alle gleich laut sein. Du sollst sie nur alle wahrnehmen können. Nachdem du die drei Geräuschquellen bereitgestellt hast, öffne über den Link auf Seite 271 »Übung 4«. Setz dich bequem hin und folge den Anweisungen.

Auswertung

Konntest du deine Aufmerksamkeit aktiv den verschiedenen Geräuschquellen zuwenden? Das beweist, dass du deine Aufmerksamkeit unter Kontrolle hast. Du hast bestimmt, ob du auf die Geräusche achtest oder nicht, stimmt's? Obwohl du die Geräusche die ganze Zeit bewusst wahrgenommen hast, hast du dich entschieden, auf welche Geräusche du jeweils deine Aufmerksamkeit richtest.
Es ist also ein Unterschied, ob man etwas hört und dem Geräusch zuhört. Du kannst etwas hören, ohne es zu beachten, ohne zuzuhören. Das machst du jeden Tag, ganz von allein, wenn die Kinder quengeln oder das Radio läuft, während du mit etwas anderem beschäftigt bist. Du kannst Geräusche im Hintergrund wahrnehmen, ohne auf sie reagieren zu müssen, ohne zuzuhören. Du praktizierst losgelöste Achtsamkeit mit den Hintergrundgeräuschen. Das hast du auch mit den Geräuschen in der Übung gemacht, denen du nicht aktiv zugehört hast, obwohl sie in deinem Bewusstsein waren. Du warst dir ihrer bewusst, hast ihnen aber keine Aufmerksamkeit geschenkt. Dir ist es auch hier gelungen, losgelöst achtsam zu sein. Gut gemacht.

Konntest du deine Aufmerksamkeit auch an die Orte und Stellen richten, von denen keine Geräusche kamen?
Das zeigt, dass deine Aufmerksamkeit nicht von Dingen oder Objekten abhängig ist. Du kannst sie nämlich richten, wohin du willst. Sogar an Stellen, wo nichts ist. Und fort von Stellen, an denen etwas ist. Viele Betroffene einer Angststörung glauben, dass sie ihre Aufmerksamkeit auf etwas Bestimmtes richten müssen, um zu vermeiden, dass sie an etwas anderes denken. Aber das ist eine Illusion. Unsere Aufmerksamkeit braucht keinen »Haken« oder Fixpunkt.
Wenn wir unsere Aufmerksamkeit auf nichts Bestimmtes richten, bedeutet das nicht, dass wir ohnmächtig werden, einschlafen oder tot umfallen. Wir sind. Nicht mehr und nicht weniger. Hellwach und ganz bei uns. Wir müssen unsere Aufmerksamkeit nicht auf etwas Bestimmtes richten, um existieren zu können. Wenn wir der – falschen – Auffassung sind, dass unsere Aufmerksamkeit sich unbedingt an etwas heften muss, führt das nur zu krampfhaften Versuchen, uns abzulenken und zu beschäftigen. Das ist eine unnötige CAS-Reaktion und auf lange Sicht anstrengend und erschöpfend.
Konntest du die Gedanken und Gefühle, die während der Übung entstanden sind, loslassen und deine Aufmerksamkeit wieder auf die Geräusche richten?
Das zeigt, dass du dich um die spontanen Gedanken und Gefühle nicht weiter kümmern musst.
Kein Überdenken, du kannst selbst entscheiden, sie in Ruhe zu lassen. So, wie es dir gelungen ist, ein Geräusch zu hören, ohne ihm zuzuhören, ist es

dir auch möglich, einen Gedanken zu hören, ohne ihm zuzuhören und über ihn nachzudenken.
Du musst ein Geräusch nicht ausschalten, um ihm nicht zuhören zu müssen. Du musst deinen Geist nicht von allem Übel befreien, um ein gutes Leben zu führen.
Du kannst mit losgelöster Achtsamkeit deine Aufmerksamkeit anderen, wichtigeren Dingen im Leben zuwenden. Du entscheidest, du wählst, womit du dich beschäftigst. Ob es sich um Geräusche oder etwas anderes handelt – du kannst deine Aufmerksamkeit verlagern und auf etwas anderes richten. Auch wenn spontane Gedanken und Gefühle auftauchen, musst du weder ins Grübeln geraten noch dir Sorgen machen. Die Kontrolle über dein Bewusstsein ist nämlich unabhängig davon, was in dir und in deiner Umgebung stattfindet.
Ganz gleich, was passiert und welche Gedanken auftauchen, entscheidest du, worauf du deine Aufmerksamkeit richtest. Du kannst sie jederzeit verlagern. Welchen Personen oder welchen Themen willst du deine Aufmerksamkeit schenken?

Konzentrationsaufgabe 4

Wähle deinen Fokus

In der Konzentrationsaufgabe von dieser Woche geht es darum, dass du dir noch bewusster wirst, auf was du deine Aufmerksamkeit richtest. Damit du den Angelhaken und Blinkern in deinem Kopf außerhalb der Sorgenzeit keine Aufmerksamkeit schenkst.

Nur weil deine Triggergedanken lauter »brüllen« als alle anderen Gedanken, die nicht so laut trommeln, müssen sie keinen Vorrang bekommen.

Das Ziel ist es auch hier nicht, deinen Kopf zu leeren und dich der Gedanken zu entledigen oder sie zu vermeiden. Im Gegenteil. Lass alle Gedanken und Gefühle zu, die in dein Bewusstsein kommen. Sowohl die lauten, die gleichgültigen als auch die positiven.

Betrachte sie als Hintergrundlärm, der dort bleiben kann, im Hintergrund. Sie dürfen auch wieder verschwinden, *who cares*. Du entscheidest souverän, auf was du deine Aufmerksamkeit richtest.

Vergiss nicht, in losgelöster Achtsamkeit zu sein und die Bearbeitung deiner Triggergedanken auf die Sorgenzeit zu verschieben.

Raus aus dem Kopf und rein ins Leben. Mach dir die Mühe, auf das zu achten, was für dich wichtig ist.

5. WOCHE

Weg mit den Gefahrenüberzeugungen

Bevor du mit der fünften Woche loslegst, bitte ich dich wie in den vergangenen Wochen, die Kraft deiner metakognitiven Überzeugungen einzuschätzen. Gib auf einer Skala von 0 bis 10 an, wie sehr die folgenden drei Aussagen auf dich zutreffen.

Mein Sorgen ist unkontrollierbar. ....

Mein Sorgen schadet meinem Körper und meiner Psyche. ....

Mein Sorgen ist sinnvoll und hilft mir. ....

Ich möchte dich außerdem bitten zusammenzufassen, was du durch die Übungen und Konzentrationsaufgaben der letzten vier Wochen gelernt hast. Was weißt du jetzt von der Kontrolle über deine Aufmerksamkeit und deine Sorgen, was du vorher nicht wusstest? Hast du das Gelernte nutzen können, um dir weniger Sorgen zu machen?

....

....

In dieser Woche beschäftigen wir uns mit deinen Gefahrenüberzeugungen. Damit ist deine Überzeugung gemeint, dass deine Sorgen eine Bedrohung für dich sind oder dir sogar physischen und psychische Schaden zufügen können. Ohne diese Überzeugungen musst du nämlich keine Angst mehr vor deinen Sorgen haben, außer der, dass sie deine Laune und deinen Energiehaushalt beeinträchtigen.

Die Erkenntnis, dass deine Angst und Sorgen weder im Körper noch im Gehirn etwas *kaputt machen*, schenkt dir eine weitere Erleichterung. Du musst deine Triggergedanken weder vermeiden noch unterdrücken, sondern kannst sie zulassen, ohne dich um sie kümmern zu müssen.

Die Übungen der vergangenen Wochen haben dir gezeigt, wie du deine Sorgen begrenzen kannst. Aber der Grund dafür war nicht ihre Schädlichkeit. Ziel der Übungen war, dass du wiederentdeckst, dass du die Kontrolle darüber hast. Sonst nichts.

Wenn du dir weiterhin so viele Sorgen machen willst, bitte sehr. Damit beeinträchtigst du allerdings mit großer Sicherheit deine Lebensqualität. Ich rate dir von diesem Weg ab, denn das *Gefühl, dass du deine Sorgen nicht kontrollieren kannst*, wird dich früher oder später einholen und daraus eine Gewohnheit machen, die dich festhält.

Wenn du metakognitive Überzeugungen von der Gefahr der Sorgen hast, ist es wichtig, diese zu beseitigen. Zum einen, weil sie falsch sind, was fast schon Grund genug ist, zum anderen aber, weil sie nur neue Sorgen nach sich ziehen.

Wenn du glaubst, dass Sorgen gefährlich sind, wird es sich immer anfühlen, als würdest du auf des Messers Schneide balancieren. Denn du musst die ganze Zeit aufpassen, dir *keine* Sorgen zu machen.

Das ist aber vollkommen unnötig. Du musst keine Angst vor deinen Sorgen haben. Dadurch gibst du ihnen viel zu viel Macht.

Alle Menschen machen sich hin und wieder Sorgen, ich auch. Und dann werde ich sofort unruhig. Da ich aber keine Gefahrenüberzeugungen habe, ist es in Ordnung, dass es mir nicht gut damit geht. Und weil ich auch keine negativen Gedanken über Kontrollverlust habe, kann ich es jederzeit unterbrechen, mir Sorgen zu machen.

Sorgen sind also weder schädlich noch unkontrollierbar, aber wenn du vom Gegenteil überzeugt bist, wirst du dir darüber Gedanken machen und anhaltende Angstgefühle entwickeln.

Vielleicht denkst du, dass es *zu schön, um wahr zu sein* ist, dass deine Sorgen tatsächlich unschädlich sind.

Lass folgenden Gedanken zu: Was würde es bedeuten, wenn du *wirklich* daran glauben würdest, dass deine Sorgen und deine Ängste ungefährlich sind? Was wäre, wenn du wirklich davon überzeugt wärst?

Was für einen Unterschied würde das machen?

....

....

Was wäre, wenn du in Wirklichkeit Schattenboxen machst, gegen einen fiktiven Gegner? Es gibt Studien, die dokumentieren, dass Angst gar nicht gefährlich ist und schon gar nicht schädlich. Im Gegenteil, es heißt sogar in einigen Untersuchungen, dass Angst gesund ist.

Im Moment bist du von dem beeinflusst, was du bisher über Angst und Stress gehört und gelesen hast. Aber was wäre, wenn das gar nicht die ganze Wahrheit ist? Kann es sein, dass es dir so geht wegen der Dinge, die du *meinst*, über die Angst zu wissen?

Das CAS-Monster

In dieser Woche verschaffst du dir Klarheit über deine Gefahrenüberzeugungen und suchst nach Beweisen, die für sie und gegen sie sprechen. Wenn du stark ausgeprägte Gefahrenüberzeugungen hast, ist dein Ziel, sie zu schwächen, damit du an etwas anderes, Realistischeres denken kannst.

Aber eine Warnung vorab! Wenn ich mit den Übungen dein Weltbild erschüttere, wird dein CAS-Monster sich kritisch zu Wort melden. Es ist wichtig, dass du nicht nachgibst und dich nicht auf eine innere Diskussion mit dir einlässt, weil neue Zweifel entstanden sind. Damit fütterst du das CAS-Monster nur.

Identifiziere deine Zweifel und nutz deine Kontrolle, die du wiederentdeckt hast. Verschieb die Beschäftigung damit auf die Sorgenzeit.

Denk an den Vertrag, den du mit dir selbst abgeschlossen hast. Du machst dir nur in der vereinbarten Sorgenzeit grübelnde Gedanken, und nicht sofort, nur weil zufällig ein Grund dafür aufgetaucht ist.

Bleib standhaft, obwohl es wahrscheinlich deiner Intuition widerspricht. Aber die Kräfte, die in dir wirken, zeigen dir nur, dass deine positiven Überzeugungen um ihr nacktes Überleben kämpfen. Nichts anderes. Also, lass dich nicht darauf ein.

Wenn du deine Zweifel jedes Mal ernst nimmst, wenn sie sich melden, wirst du nicht weiterkommen.

Denn das CAS-Monster ist niemals zufrieden. Es wird immer wieder neue Zweifel säen, damit du dir Sorgen machen kannst.

Dein Weg in die Freude führt dich zu der Erkenntnis, welche Muster greifen. Du musst die Tricks und Argumente des CAS-Monsters durchschauen, das dir vermitteln will, dass du dir Sorgen machen musst und es nicht einfach bleiben lassen darfst. Spring nicht auf diesen Zug, ganz gleich, wie hinterhältig, niederträchtig und bedrohlich die Triggergedanken sind, die sich melden.

Wenn du dich auf sie einlässt, hast du verloren. Du kannst das Duell mit deinem CAS nicht gewinnen, wenn du es nach CAS-Regeln austrägst. Aber wenn du dich auf eine *Metaebene* begibst, kannst du das Muster erkennen, es brechen und selbstbewusst die Freude wählen.

Übung 5

Erfahre alles über deine Gefahrenüberzeugungen

Wir kommen jetzt zur Wochenübung, in der du deine Gefahrenüberzeugungen herausfordern sollst. Vielleicht magst du zurückblättern und dir das Kapitel über die zweiten metakognitive Überzeugung noch mal durchlesen. Sieh dich als Verhaltensforscher:in oder Detektiv:in, die oder der einen Fall besonders gründlich untersuchen will. Geh mit einer offenen und neugierigen Einstellung an diese Aufgabe.

Formuliere zunächst eine oder mehrere Gefahrenüberzeugungen für dich, indem du folgende Fragen beantwortest:

Welche schädliche Wirkung haben deine Sorgen auf dich?

Warum glaubst du, dass deine Sorgen gefährlich sind?

....

....

Jetzt möchte ich dich bitten einzuschätzen, wie sehr du an diese Überzeugungen glaubst. Gib auf einer Skala von 0 bis 10 an, wie groß du die Kraft jeder Gefahrenüberzeugung einschätzt, und notiere deine Bewertung(en).

....

Nun folgt eine Liste mit Fragen, die du dir als Detektiv:in stellen kannst.

Beweise PRO

Welche Beweise hast du für die Gefährlichkeit deiner Sorgen?

....

....

Wie genau kommt es durch deine Sorgen zu Schäden an deinem Körper und deinem Geist? Gibt es einen wiederkehrenden Mechanismus?

....

....

Sind deine Beweise solide und vertrauenswürdig?

....

....

Können deine Beweise auch anders verstanden werden?
Gibt es einen anderen Ansatz, sie zu betrachten?
Gibt es noch weitere mögliche Erklärungen für die Symptome, die du mit deinen Sorgen in Verbindung bringst und als gefährlich ansiehst?

....

....

Beweise CONTRA

Gibt es Beweise, die gegen deine Überzeugung – dass Sorgen schädlich sind – sprechen?

....

....

Wie lange machst du dir schon Sorgen darüber? Welche physischen und psychischen Schäden haben die Sorgen in dieser Zeit angerichtet? Bist du in dieser Phase ernsthaft krank geworden?

....

....

Warum bist du davon noch nicht krank geworden? Wie lange und wie viel musst du dir noch Sorgen machen, bis du davon ernsthaft krank wirst?

....

....

Wie viele von deinen Freunden und Bekannten machen sich ab und zu Sorgen? Wie viele von ihnen sind dadurch ernsthaft krank geworden, körperlich oder geistig?

....

....

Hast du Informationen darüber, dass Menschen, die massiven Sorgen, Stress, Angstzuständen oder Verunsicherung ausgesetzt sind, automatisch krank werden?
Weisen zum Beispiel alle Politiker, Soldaten, Leistungssportler, Feuerwehrleute oder Mitarbeiter der Notaufnahme automatisch Anzeichen von solchen Schäden infolge von Druck, Risiko und Ungewissheit auf?

....

....

Jetzt hast du dir ein Bild von deinen Gefahrenüberzeugungen gemacht.
Du weißt, worum es dabei geht, wie stark sie sind und du hast auch überprüft, wie realistisch sie sind.

Schlussfolgerungen

Wo ist eigentlich das Problem? Ist das Problem, dass dich deine Sorgen krank machen oder dass du nicht aufhören kannst, dir darüber Sorgen zu machen, dass sie dich krank machen könnten? Letzteres natürlich.
Deine Sorgen machen dich nicht krank, aber du bekommst Angst davon. Die möglichen Verletzungen an Körper und Seele sind nur Gegenstand deiner Sorgen,

aber sie sind nicht real. Kannst du den Unterschied erkennen?
Wenn du tatsächlich körperliche Beschwerden hast, woher weißt du, dass sie durch dein Sorgen verursacht wurden? Gesundheitliche Probleme können durchaus Grund zur Sorge sein, aber das bedeutet nicht, dass sie durch das Sorgen verursacht wurden.
Das Sich-Sorgen besteht aus langen Ketten von »Was wäre, wenn«-Fragen. Aber wie können Fragen schädlich sein? Werden sie weniger schädlich oder schädlicher, wenn wir die Vokale vertauschen und die Fragen erneut stellen:
Wes ware wänn?
Werden alle Menschen, die sich »Was wäre, wenn«-Fragen stellen, krank davon? Nein. Sich-Sorgen kann weder Stress verursachen noch eine Gefahr für Körper und Geist darstellen.
Unsere Fähigkeit, Zweifel und Sorgen zu bearbeiten, hat uns zur dominanten Spezies auf dieser Erde gemacht. Wir müssen uns Sorgen machen, um zu überleben. Sich-Sorgen hat also einen Zweck und ist per se nicht schädlich. Denn es aktiviert den lebenswichtigen, natürlichen Angstmechanismus. Der ist allerdings nicht angenehm. Du kannst dieses Gefühl nicht leiden, aber Unbehagen und ernsthafter Schaden sind zwei vollkommen verschiedene Dinge, die du nicht verwechseln solltest.
Zahnen, Wachstumsschmerzen, Muskelkater, Kopfschmerzen, Menstruationsbeschwerden und Geburtswehen – all das sind Beispiele von unbehaglichen Gefühlen, die zu unserem Leben dazugehören. Nur weil

wir sie nicht angenehm finden, sind sie nicht schädlich. Dasselbe gilt für deine Angst.

Mutter Natur hat uns mit der Fähigkeit ausgestattet, Angst zu verspüren. Ein Schutzmechanismus, um auf Gefahren reagieren zu können. Es wäre also ein massiver Fehler der Evolution gewesen, wenn die Angst gefährlich für uns wäre, wo sie uns doch eigentlich schützen soll.

Wenn du dir Sorgen machst, aktivierst du eine komplexe Reaktion in Gehirn und Körper. Durch die sollst du in die Lage versetzt werden, die Situation meistern zu können. Ziel ist es nicht, dir zu schaden oder dich zu schwächen.

Bei Angst wird das Stresshormon Adrenalin ausgeschüttet, das nicht gefährlich ist, sondern dir das Leben retten kann. Adrenalin erhöht den Blutdruck, beschleunigt also deinen Herzschlag und Puls, damit du gefährliche Situationen bewältigen kannst. Diese Eigenschaft des Hormons ist sehr nützlich, zum Beispiel bei einem Herzstillstand. Würde man Adrenalin einsetzen, um Leben zu retten, wenn es lebensgefährlich wäre? Angst ist verdammt unangenehm, aber sie sichert unser Überleben und bringt uns nicht um.

Diesen Überlebensmechanismus haben wir Menschen in einer Zeit entwickelt, die voller physischer Gefahren war. Er ist nicht schädlich, wenn er heute ausgelöst wird, obwohl die Zeiten sich geändert haben.

Der Mechanismus ist also kein Indikator dafür, dass etwas gefährlich oder schädlich ist. Du bist von der Gefahr überzeugt, weil du den Kontrollverlust als gefährlich erlebst und empfindest.

Wenn du positive Überzeugungen hast und vom Nutzen deiner Sorgen überzeugt bist, wie können sie dann gleichzeitig schädlich sein? Was für Konsequenzen hat es für dich, wenn du beide Überzeugungen hast? Wahrscheinlich ist die Konsequenz, dass du meinst, dir noch mehr Sorgen machen zu müssen, obwohl es Angstgefühle und weiteres Sich-Sorgen nach sich zieht.

Die Wahrheit aber ist, dass Sich-Sorgen weder schädlich noch nützlich ist, sondern lediglich eine Verschwendung von Zeit und Lebensqualität. Nicht mehr und nicht weniger. Um deine positiven Überzeugungen kümmern wir uns in der nächsten Woche.

Wenn deine Gefahrenüberzeugungen stark ausgeprägt sind, wird sich bei den Aufgaben dieser Woche in dir alles verweigern. Es ist eine große Herausforderung, diese Überzeugungen infrage zu stellen. Denn sie sind in unserem Teil der Welt weitverbreitet und es gibt ein riesiges Geschäft mit dem Stress, das die Befreiung von negativen Gedanken und Gefühlen in Aussicht stellt.

Aber verzweifle nicht, wenn es dir schwerfällt, deine Überzeugungen aufzugeben. Konzentriere dich darauf, welche Konsequenzen deine Überzeugung, dass deine Sorgen gefährlich sind, hat. Die Konsequenzen sind noch mehr Sorgen, Vermeidungsstrategien und Gedankenunterdrückung, die wiederum deine Triggergedanken wie einen Bumerang in dein Bewusstsein zurückschleudern. Im Gegensatz zu deinen Sorgen, die vollkommen harmlos sind, sind deine Gefahrenüberzeugungen das überhaupt nicht. Sie sind wie Zündstoff, der dein Sorgenfeuer anheizt und die Flammen hochlodern lässt. Führ dir deine Gefahrenüberzeugungen vor Augen, seziere sie und überprüfe ihre Glaubwürdigkeit.

Konzentrationsaufgabe 5

Befreie dich von deinen Gefahrenüberzeugungen

Den Rest der Woche konzentrierst du deine Aufmerksamkeit auf die Triggergedanken, die sich auf potenzielle Gefahren beziehen und auftauchen, wenn du Angst hast, unter Druck stehst und dir Sorgen machst.

Registriere sie und verschieb die Bearbeitung auf die vereinbarte Sorgenzeit. Denk nicht an den Inhalt deiner Sorgen, sondern denk in Sorgenmengen oder in Sorgenzeiten.

Beobachte alle möglichen Erscheinungsformen deiner Gefahrenüberzeugungen, die in dir arbeiten. Alle Gedanken darüber, wie deine innere Unruhe, dein Sorgen und die Angst dich krank machen oder etwas in deinem Körper und Gehirn kaputt machen können.

Sieh es einmal so: Angst ist nur eine Energie, die dein System in einen Spannungszustand versetzt und deine Physiologie und dein Verhalten koordiniert, damit du dich so sinnvoll und angemessen wie möglich verhalten kannst.

Diese Energie kann heftig sein, aber sie ist nicht gefährlich. Das Einzige, was Angst bewirkt: Sie erregt deine Aufmerksamkeit!

Willst du, dass deine Sorgen gefährlich sind? Wenn nicht, dann lass die Vorstellung los, dass sie es sind. Lass nicht zu, dass deine Angst und deine Sorgen deinen Tagesablauf, dein Leben bestimmen, sondern gestalte es selbst.

Angst und Sorgen sind nicht schädlich, aber dein Verhalten ihnen gegenüber schon, weil das dein Leben unmittelbar beeinflusst. Vermeidungsstrategien und der Versuch, Angst und Sorgen mit ungesundem Lebenswandel, Rauchen oder Alkohol zu dämpfen, sind die eigentlichen Gefahren und führen zu ernsthaften sozialen, finanziellen und gesundheitlichen Schäden.

Es ist wichtig, deine Bewältigungsstrategien loszulassen und deine Energie dafür zu verwenden, dein Leben nach deinen Vorstellungen zu gestalten. *So move your ass and your mind will follow.* Dann wirst du nämlich am Ende, so war es auch bei mir, zu der Erkenntnis kommen, dass alle Gefahrenüberzeugungen nur Schreckensbilder sind ohne jeden Bezug zur Realität.

Nimm die Konzentrationsaufgabe dieser Woche sehr ernst, sonst funktioniert sie nicht. Gefahrenüberzeugungen sind wahre Bremsklötze auf dem Weg deiner Befreiung von der Angst – sie müssen raus aus deinem System.

6. WOCHE

Weg mit deiner Überzeugung vom Nutzen der Sorgen

Bevor du in die letzte Woche startest, bitte ich dich wie in den vergangenen Wochen, die Kraft deiner metakognitiven Überzeugungen einzuschätzen. Gib auf einer Skala von 0 bis 10 an, wie sehr die folgenden drei Aussagen auf dich zutreffen.

Mein Sorgen ist unkontrollierbar. ....

Mein Sorgen schadet meinem Körper
und meiner Psyche. ....

Mein Sorgen ist sinnvoll und hilft mir. ....

Ich möchte dich außerdem bitten zusammenzufassen, was du durch die Übungen und Konzentrationsaufgaben der letzten Woche gelernt hast. Was weißt du jetzt über deine Gefahrenüberzeugungen und was hat das für Auswirkungen auf deine innere Unruhe und deine Angst? Hast du versucht, *nicht* auf sie zu reagieren?

....

....

In dieser Woche beschäftigen wir uns mit deinen positiven Überzeugungen, die dich in deinen Sorgenschleifen festhalten. Diese Überzeugungen reden dir ein, dass du aus deinem Sorgen und anderen CAS-Bewältigungsstrategien einen großen Nutzen ziehst.

Indem du dir deine Überzeugung vom Nutzen deiner Strategien genauer ansiehst und die vermeintlichen Wahrheiten korrigierst, die du mit ihnen verbunden hast, wird es dir gelingen, deine Sorgentendenz zu begrenzen. Wenn du einsiehst, dass CAS-Strategien dir nicht helfen, wird es dir leichter fallen, auf das Überdenken und übermäßige Analysieren zu verzichten – und dadurch produzierst du auch automatisch weniger deiner unnötigen Angst.

Wenn es dir in den vergangenen Wochen gelungen ist, deine Sorgen konsequent auf die vereinbarte Sorgenzeit zu verschieben, konnte das deine positiven Überzeugungen wahrscheinlich schon wesentlich abschwächen. Durch die Erfahrung, dass du mehr Überschuss hast, wenn du dir *keine* Sorgen machst, werden deine positiven Überzeugungen von ganz allein entmachtet.

Trotzdem ist es sinnvoll, mit der Lupe auf die Suche zu gehen, ob sich nicht doch noch in einer Ecke deines Gedankenuniversums eine positive Überzeugung versteckt hat. Dann läufst du nämlich eher Gefahr, in deine alten Muster zurückzufallen und das Überdenken wieder aufzunehmen. Das Problem der positiven Überzeugungen ist ja, dass sie Triggergedanken unwiderstehlich erscheinen lassen. Sie spornen dich mit verführerischen Argumenten zum Sorgen und Grübeln an, indem sie dir suggerieren, dass dieses Verhalten sinnvoll sei, weil es die Angst lindern und dir helfen könne. Diese Motivation aber führt dich direkt in die Arme deiner Angst.

Wenn du positive Überzeugungen hast, solltest du dich deshalb nicht auf diese Motivation als tragende Kraft verlassen, um den Weg aus der Angst zu finden. Deshalb hatte ich dir empfohlen, den Vertrag mit dir selbst abzuschließen und dich daran zu halten. Auch in Zeiten, in denen dir der Antrieb dazu fehlt.

Wenn sich die Triggergedanken nämlich melden, motivieren dich deine positiven Überzeugungen dazu, dich mit ihrem Inhalt zu beschäftigen, statt sie in Ruhe zu lassen. Nicht, weil die Triggergedanken wichtig sind, sondern weil deine positiven Überzeugungen dir das *Gefühl* suggerieren, dass sie wichtig sind.

Alle, die sich ihrer CAS-Strategien entledigen wollen, aber positive Überzeugungen haben, werden immer wieder an mangelnder Motivation leiden, sich anders zu verhalten als gewohnt. Hier ist es wichtig, dass du deinen Willen aktivierst, die Gedanken in Ruhe zu lassen, deren Durchdenken auf die Sorgenzeit zu verschieben und dir bewusst zu machen, dass dein Sorgenverhalten und dein CAS dich in deiner Angst festhalten.

Du brauchst eine eiserne Disziplin, auch nach Beendigung des Programms. Mit Disziplin findest du den Weg in ein Leben ohne unnötige Angst. Du wirst immer wieder Zeiten haben, in denen du keine Kraft hast, es dir an Motivation mangelt und du haufenweise Einwände dagegen findest, deine Triggergedanken vorüberziehen zu lassen.

Deine positiven Überzeugungen werden dich locken und dich zum Sorgen verführen wollen. Deine Aufgabe ist es, dranzubleiben und dich immer und immer wieder für das Richtige zu entscheiden, also weder auf dem Angelhaken herumzubeißen noch reflexartig ans Telefon zu gehen, nur weil es gerade klingelt. Auch dann nicht, wenn es deiner Intuition widerspricht.

Du wirst immer wieder den Drang haben, dich von deiner Angst auf deine gewohnte Weise befreien zu wollen, und dieses Bedürfnis kann neue Sorgen erzeugen oder dich zum Grübeln animieren, weil deine positiven Überzeugungen dir einreden, dass dies hilft. Glaub ihnen nicht, das tut es nicht.

Auf lange Sicht wird es dir gelingen, deine Angst loszuwerden, wenn du nicht zulässt, dass deine unmittelbaren Gedanken und Gefühle dein Denken steuern. Konzentrier dich darauf, *das Richtige* zu tun, ganz gleich, wie es dir gerade geht.

Der Weg aus der Angst in die Freude ist am Ende einfach nur eine Entscheidung, die Triggergedanken in Ruhe zu lassen. Eine Entscheidung allerdings, die wir immer wieder aufs Neue treffen müssen. Immer und immer wieder.

Wenn also ein Triggergedanke auftaucht, entscheide dich dazu, mit losgelöster Achtsamkeit zu reagieren. Auch wenn der nächste kommt. Und der nächste. Und der nächste. Ganz gleich, was du dabei fühlst und wie es dir geht.

Übung 6

Überprüfe deine positiven Überzeugungen

Wir kommen jetzt zur Wochenübung, in der du deine positiven Überzeugungen ans Tageslicht locken sollst, damit sie sich nicht verstecken und aus dem Hinterhalt ihre Spielchen mit dir treiben können.
Betrachte dich – wie schon in der vergangenen Woche – als Verhaltensforscher:in oder Detektiv:in, die oder der einen Fall besonders gründlich untersuchen will. Geh mit einer offenen und neugierigen Einstellung an diese Aufgabe. Zunächst sollst du ein oder mehrere deiner positiven Überzeugungen formulieren, indem du die folgenden Fragen beantwortest. Wenn du dich nicht mehr so genau erinnern kannst, worum es dabei geht, blättere ruhig zurück und lies dir das Kapitel zur dritten metakognitiven Überzeugung noch einmal durch.
Welchen Nutzen haben deine Sorgen für dich?
Warum glaubst du, dass deine Sorgen nützlich sind?

....

....

Jetzt möchte ich dich bitten einzuschätzen, wie sehr du an diese Überzeugungen glaubst. Gib auf einer Skala von 0 bis 10 an, wie groß die Kraft jeder Überzeugung ist, und notiere deine Werte.

....

Nun folgt eine Liste mit Fragen, die du dir als Detektiv:in stellen kannst.

Beweise PRO

Welche Beweise hast du, dass deine Überzeugungen nützlich sind?

....

....

Sind deine Beweise solide und vertrauenswürdig?

....

....

Wie äußert oder zeigt sich der Nutzen deines Sorgens? Gibt es einen wiederkehrenden Mechanismus?

....

....

Welche positiven Ergebnisse hast du durchs Sorgen erzielt? Bist du besser mit deinen Problemen zurechtgekommen?

....

....

In welcher Form hat dein Sorgen dazu beigetragen, deine Angst zu überwinden?

....

....

Beweise CONTRA

Hast du dir schon einmal Sorgen gemacht, ohne dass es dir etwas genützt hat?

....

....

Gibt es Beweise, die gegen deine Überzeugung – dass Sich-Sorgen nützlich ist – sprechen?

....

....

Wie geht es dir, wenn du dir Sorgen machst?
Hast du mehr oder weniger Angst?
Wie häufig bist du danach beruhigt und entspannt?

....

....

Was passiert mit deiner Angst, wenn du zum Beispiel keine Zeit hast, dir Sorgen zu machen, weil du mit etwas anderem beschäftigt bist? Was sagt das über die Wirkung deiner Sorgen aus?

....

....

Hat dein Sorgen ein Ziel? Hast du dieses Ziel jemals erreicht? Hast du auf diesem Weg Lösungen und Antworten gefunden?

....

....

Wenn nein: Warum? Du hast dir doch so viele Sorgen gemacht und so viel Zeit dafür investiert!
Wie viele Sorgen musst du dir noch machen, bis du dein Ziel erreicht hast?

....

....

Wenn ja: Woher weißt du, dass dein Sorgen aktiv daran beteiligt war, dein Ziel zu erreichen?

....

....

Können deine Ergebnisse auch anderen Ursachen
als deinem Sorgen zugeschrieben werden?

....

....

Wärst du auch ohne Sorgen zu demselben Ergebnis
gekommen?
Hättest du dein Ziel auch erreichen können,
ohne dir Sorgen zu machen?
Kannst du dir vorstellen, dir keine Sorgen zu machen
und gute Ergebnisse zu erzielen?

....

....

Kannst du über etwas nachdenken, Entscheidungen
fällen und handeln, ohne dir Sorgen zu machen?
Musst du erst alle Möglichkeiten durchspielen,
um im Hier und Jetzt handeln zu können?

....

....

Woher weißt du, ob du dir über das Richtige Sorgen machst?

....

....

Wäre es denkbar, dass die eigentlichen Risiken ganz woanders liegen?

....

....

Wie nützlich ist es, über eine Lösung nachzugrübeln, wenn du nicht aufhören kannst, sie anzuzweifeln?

....

....

Kannst du dich von einem Vorkommnis erholen, solange du dich mit ihm noch beschäftigst?

....

....

Gibt es Nachteile davon, sich Sorgen zu machen?
Wenn ja, wie passt das dann zusammen mit der Überzeugung, dass Sich-Sorgen nützlich ist?

……………………………………………………………………………

……………………………………………………………………………

Wenn Sich-Sorgen unkontrollierbar und schädlich ist, wie kann es dann gleichzeitig nützlich sein?
Und wenn Sich-Sorgen nützlich ist, wie kann es dann gleichzeitig unkontrollierbar und schädlich sein?

……………………………………………………………………………

……………………………………………………………………………

Jetzt hast du dir ein Bild von deinen Überzeugungen vom Nutzen deines Sorgens gemacht.
Du weißt, worum es dabei geht, wie stark sie sind, und du hast auch überprüft, wie realistisch sie sind.

Konzentrationsaufgabe 6

Stell deine positiven Überzeugungen auf die Probe

Die Konzentrationsaufgabe dieser Woche ist etwas anders, ein bisschen speziell, aber sie ist sehr effektiv. Ich will, dass du deine Überzeugungen daraufhin prüfst, ob sie Hand und Fuß haben. Es ist ein Experiment, bei dem du dich sieben Tage lang abwechselnd einmal stärker, einmal weniger sorgst und dabei beobachtest, was passiert. Du überprüfst auf diese Weise deine positiven Überzeugungen kritisch auf ihren Wahrheitsgehalt. Meine Annahme ist, dass du in deinem Alltag keinen Unterschied feststellen wirst, ob du dir Sorgen machst oder nicht.
Wenn du einen Unterschied feststellst, dann liegt es vermutlich daran, dass deine Laune am Boden ist, wenn du dir Sorgen machst. Wahrscheinlich wird es auch im Alltag nicht optimal laufen, wenn du hauptberuflich mit dem Grübeln und Sorgenmachen beschäftigt bist. Das hängt damit zusammen, dass deine Aufmerksamkeit sich voll und ganz auf deine Gedanken richtet und du deshalb in deinem Leben nicht so präsent sein kannst. Das kann auch dazu führen, dass du weniger wahrnimmst und erinnerst. Du wirst auch weniger erledigt bekommen, und das liegt daran, dass es anstrengend ist, sich Sorgen zu machen. Das ist mentale Schwerstarbeit, die uns erschöpft und unser Konzentrationsvermögen reduziert.
Ich erwarte also nicht, dass du an den Tagen des verstärkten Sorgens erfolgreicher bist. Im Gegenteil. Aber probier

es aus. Im Laufe einer Woche wechselst du von einem Tag auf den anderen von bewusst minimiertem Sich-Sorgen zu bewusst maximiertem.

Jeden zweiten Tag, wenn du dein Sorgen reduzierst, vertagst du deine Sorgen auf die vereinbarte Sorgenzeit. Du setzt also alles Gelernte der vergangenen fünf Wochen konsequent ein. Minimiere dein Sorgen, so weit es geht.

Jeden zweiten Tag, wenn du dein Sorgen maximierst, sollst du dir über alles Sorgen machen, was dir einfällt. Du setzt also deine alten CAS-Strategien ein und springst auf alle Themen auf, die sich dir anbieten. Wenn dir gerade nichts einfällt, worüber du dir Sorgen machen solltest, denk dir was aus. Es gibt immer etwas, was deine Aufmerksamkeit fesseln könnte.

Notiere zunächst, was du erwartest: Was wird in den Tagen passieren, an denen du dein Sorgen abwechselnd minimierst und maximierst?

....

....

Dann beginn mit dem Experiment und mach dir täglich Notizen über die Erfahrungen und Ergebnisse:

Wie hast du den Tag gemeistert?

Hast du die Dinge erledigen können, die du dir vorgenommen hast?

Warst du gut auf die Anforderungen des Tages vorbereitet?

Konntest du die Probleme lösen, die entstanden sind?

Ist etwas Schreckliches passiert?
Ist alles schiefgegangen?
Hast du sicher und wohl gefühlt?
Auf einer Skala von 1 bis 10, wie groß war deine Angst?

Viel Erfolg mit dem Experiment.

Wo stehst du gerade?

Am Ende der Woche möchte ich dich bitten, noch diese Fragen zu beantworten:
Hast du einen großen Unterschied zwischen den Tagen festgestellt, an denen du dein Sorgen abwechselnd minimiert und maximiert hast?
Wie war deine Woche insgesamt betrachtet?

....

....

Stimmen deine Erfahrungen mit deiner Erwartung überein, die du vor dem Experiment hattest?
Was sagt das über deine positiven Überzeugungen aus?
Wie nützlich ist das Sich-Sorgen am Ende wirklich?

....

....

Wie steht es um deine Überzeugungen?

....

....

Wir sind am Ende des Programms angekommen und ich möchte dich bitten, erneut die Kraft deiner drei metakognitiven Überzeugungen einzuschätzen, die wir entkräften wollten.
Gib auf einer Skala von 0 bis 10 an, wie sehr die folgenden drei Aussagen auf dich zutreffen.

Mein Sorgen ist unkontrollierbar. ....

Mein Sorgen schadet meinem Körper und meiner Psyche. ....

Mein Sorgen ist sinnvoll und hilft mir. ....

Sind die drei Überzeugungen nach Ablauf dieser sechs Wochen im Vergleich stärker, unverändert oder schwächer als vorher?

....

....

Wenn eine oder mehrere der Überzeugungen unverändert ist oder sogar stärker wurde, was kannst du tun, um sie zu schwächen und ganz aus deinem System zu entfernen?

....

....

SCHLUSSBETRACHTUNG

Was konntest du mitnehmen?

Du hast das Programm absolviert. Lass uns jetzt nachsehen, was du gelernt hast. Dein Denkverhalten war von CAS-Strategien geprägt und beherrscht. Du hast es in Angriff genommen, das zu ändern. Herzlichen Glückwunsch dazu, das hast du großartig gemacht.

Ich hoffe, dass du schon einen Unterschied merken kannst!? Wenn nicht, bleib dran, es wird kommen – spring nicht auf den Zug mit den Triggergedanken. Es geht darum, alte, überholte Denkmuster aufzubrechen und sie durch neues, angemesseneres und geeigneteres Denkverhalten zu ersetzen.

Du wirst wie alle, die ihre metakognitiven Überzeugungen und CAS-Strategien abgelegt haben, Rückfälle erleben.

Zum Beispiel haben die meisten, die nach einer angstbedingten Erkrankung in den Job zurückkommen, unter vorübergehenden Angstsymptomen zu leiden. Vielleicht bewältigen sie den ersten Arbeitstag ganz gut, aber kaum sind sie wieder zu Hause, beginnt das Grübeln, ob sie wirklich schon ganz gesund sind, ob sie jemals wieder »richtig« gesund werden und in der Lage sein werden zu arbeiten. Es liegt nahe, die Angst als Bumerang zu verstehen, der immer wiederkehrt, wenn wir uns überfordert haben oder die Situation nicht ertragen können. Aber es gibt eine andere Erklärung, die viel häufiger zutrifft.

Nach einer Krankheit an seinen Arbeitsplatz zurückzukehren, ist anstrengend. Kein Wunder, dass wir uns erschöpft und überfordert fühlen. Selbst wenn wir in bester Verfassung sind, ist der berufliche Alltag sehr herausfordernd.

Es ist vollkommen normal, nach so einem Tag erledigt zu sein. Wenn wir dann wieder allein sind und es still wird, beginnt der Lärm in unserem Inneren und erzeugt unangenehme Triggergedanken. Wenn wir da nicht besonders achtsam sind, lassen wir uns auf sie ein, beißen uns daran fest – machen uns Sorgen. Und dann explodiert die Angst.

Die Angst ist also kein Bumerang, der dich trifft, oder ein Preis, den du für ein Leben mit Beruf, Alltag und Freizeitaktivitäten bezahlen musst. Angst ist etwas, die du *in dir selbst* hervorrufst, wenn du deine Aufmerksamkeit nach innen richtest und dir Sorgen machst.

Wenn du dein CAS aktivierst, erzeugst du eine ängstliche Grundhaltung, ein ungeeignetes Mindset. Wenn du deine Gedanken aber auf etwas anderes richtest, zum Beispiel auf deine Arbeit, aktivierst du eine gesunde Grundhaltung und erzeugst weniger Angst.

Dieser Mechanismus ist nicht einzigartig und gilt auch nicht nur für Menschen, die an einer Angsterkrankung leiden. Wir teilen ihn mit allen Menschen. Uns allen geht es schlechter, wenn wir uns unseren CAS-Gedankenmustern ausgeliefert haben. Dann denken wir, dass wir »in Wirklichkeit« so sind und die andere Version von uns – dort draußen im Leben – nur *fake* ist.

Die Realität sieht so aus, dass wir *beides* sind. Und keine Seite ist echter als die andere. Wenn wir unseren Stolz beiseitelegen und uns draußen in der Welt engagieren, sind wir das. Und wenn wir unsere Aufmerksamkeit nach innen richten und *»cassen«*, sind wir das auch. Nur eben eine ängstlichere Version. Wir bestimmen also selbst, welches Wir wir sein wollen und welche Version am meisten Raum einnehmen darf.

Wenn es dir gelingt, nicht in die CAS-Strategien zu verfallen, ganz gleich in welcher Situation du dich befindest, ob du allein bist oder nicht, wird dein Vertrauen wachsen. Weil du weißt, dass du keine Angst hast, sondern du dir nur Angst machen kannst.

Wenn dich die Angst packt und du versucht bist, in die alten Strategien und Muster zurückzufallen, geht es zum einen darum, das schnell zu erkennen, und zum anderen darum, dann schnell die neuen Strategien anzuwenden. Denn jedes Mal, wenn du dich für die CAS-freien Strategien entscheidest, konsolidierst du das neue angstfreie Ich in dir.

Sich von seiner Angst zu befreien, bedeutet nicht, nie wieder Angst zu spüren. Das Ziel wäre vollkommen unrealistisch.

Ein Leben ohne psychische Erkrankung ist ein Leben voller verschiedenster Gefühle. Und dazu gehört auch Angst. Aber eben auch die Fähigkeit, unangenehme Gefühle auszuhalten, ohne CAS-Strategien zu aktivieren.

Ich möchte dich bitten, ein paar Fragen zu beantworten, um zusammenzutragen, was du in den vergangenen sechs Wochen gelernt hast. Beschreib zuerst deine alten Strategien, danach die neuen. Ich gebe dir ein Beispiel dafür, dann bist du an der Reihe.

MEINE ALTEN REAKTIONSMUSTER AUF TRIGGERGEDANKEN

Meine alten Denkmuster

Ich habe mir unentwegt Sorgen gemacht und mir alle möglichen und unmöglichen Worst-Case-Szenarien ausgedacht.

Meine alten Verhaltensmuster

Ich habe versucht, mich zu beruhigen, und habe viel geraucht. Ich habe Situationen vermieden, in denen ich mich wohlfühlen und entspannen könnte.

Ich war besessen von der Idee, meine Probleme zu lösen, und habe jeden Abend mit meinem Partner darüber gesprochen, um mich rückzuversichern. Aber es frustrierte und ärgerte mich, wenn er nach stundenlanger Diskussion über meine Probleme keine Lust mehr hatte und ins Bett gegangen ist. Nur er konnte mich beruhigen.

Darauf habe ich meine Aufmerksamkeit gerichtet

Ich habe die ganze Zeit nach möglichen Problemen Ausschau gehalten. In meiner Beziehung, meinen Finanzen, meinem Körper und meinem Geist. Aus Angst, in Schwierigkeiten zu geraten, war ich besonders wachsam und habe die ganze Zeit meinen physischen und psychischen Zustand überprüft.

MEINE NEUEN REAKTIONSMUSTER AUF TRIGGERGEDANKEN

Meine neuen Denkmuster

Wenn ein Triggergedanke aufkommt, verschiebe ich ihn auf die Sorgenzeit. Ich muss mich nicht mehr künstlich ablenken. Der Triggergedanke hat *mich* von dem abgelenkt, mit dem *ich* gerade beschäftigt war.

Meine neuen Verhaltensmuster

Ich ändere mein Verhalten nicht, nur weil ein Triggergedanke auftaucht, sondern bleibe bei dem, womit ich gerade beschäftigt bin. Ich benötige keinen Tabak, um mich zu dämpfen oder abzulenken. Ich teile auch mit meinem Partner nicht mehr alle Zweifel und Gedanken, die ich habe. Stattdessen übe ich mich darin, sie in Ruhe zu lassen.

Darauf richte ich meine Aufmerksamkeit

Ich richte meine Aufmerksamkeit auf meine Aufgaben bei der Arbeit oder zu Hause. Um die kümmere ich mich nacheinander und lasse meine Gedanken und Gefühle in Ruhe.

Ich wende meine Aufmerksamkeit von meiner inneren Unruhe ab, da ich erkannt habe, dass ich sie nicht loswerde, indem ich mich auf sie konzentriere. Oft stelle ich erst fest, dass dieses Gefühl von allein weggegangen ist, wenn es sich das nächste Mal meldet.

Meine wichtigste Erkenntnis

Ich habe gelernt, dass ich nicht meine Gedanken bin. Ich muss meine Gedanken nicht unter Kontrolle haben, um die Kontrolle über mich zu haben.

JETZT BIST DU DRAN MIT DEINEN ANTWORTEN!

Meine alten Reaktionsmuster auf Triggergedanken

Meine alten Denkmuster

....

....

Meine alten Verhaltensmuster

....

....

Darauf habe ich meine Aufmerksamkeit gerichtet

....

....

Meine neuen Reaktionsmuster auf Triggergedanken

Meine neuen Denkmuster

....

....

Meine neuen Verhaltensmuster

....

....

Darauf richte ich meine Aufmerksamkeit

....

....

Meine wichtigste Erkenntnis

....

....

Auswertung

Nachdem du die Fragen beantwortet hast, möchte ich dich bitten, dein Verhalten vorher und nachher zu vergleichen. Siehst du einen Unterschied zwischen deinen Reaktionen vor und nach dem Programm?

....

....

Konntest du einen Unterschied feststellen?

Was sagt das über die Ursache deiner Angsterkrankung aus? Kannst du sehen, dass deine CAS-Strategien die Ursache dafür sind?

Du kannst deine Angst kontrollieren, indem du dein Mindset, deine Denkweise und deine metakognitiven Überzeugungen änderst. Mit dir war also immer alles in Ordnung, nur deine Strategien waren ungeeignet und haben deswegen nicht funktioniert.

Konntest du keinen Unterschied feststellen?

Geh noch einmal zurück zu dem Kapitel, in dem es um die CAS-Strategien geht, und räum ordentlich auf. Damit der Unterschied zwischen *Meine alten Reaktionsmuster* und *Meine neuen Reaktionsmuster* möglichst groß wird.

Deine Aufgabe ist, dranzubleiben und das Richtige zu tun, auch wenn es sich zwischendurch verkehrt anfühlt und du keine Ergebnisse sehen kannst. Übe dich in losgelöster Achtsamkeit und stell deine metakognitiven Überzeugungen auf den Prüfstand. Sei geduldig, es wird dir gelingen, dich von deiner Angst zu befreien!

Setz deine neuen Strategien unbeirrt ein

Die beiden Fragebögen (siehe auch S. 271) mit deinen alten und neuen Reaktionsmustern sind dein »Bereitschaftsplan«. Du kannst ihn dir immer wieder durchlesen, wenn du in Stress gerätst. Er soll dich daran erinnern, wie du deine Angstsymptome überwinden und einen Rückfall in CAS-Strategien verhindern kannst.

Um deinen Bereitschaftsplan immer bei dir zu haben, kannst du ihn auch abfotografieren und ihn in deinem Handy speichern.

NICHT DENKEN – MACHEN!

Der theoretische Teil und das Programm liegen hinter uns. Ich möchte am Ende noch ein paar abschließende Worte sagen. Mir ist es wichtig, dass du nicht versuchst, das Buch und seine Methoden nur auf der Gedankenebene zu begreifen.

Wenn wir ein Problem lösen wollen, folgen wir in der Regel dem Impuls, sowohl das Problem als auch seine Lösung verstehen zu wollen. Wir wollen Überblick und Einsicht. Bei einigen Problemen ergibt das durchaus Sinn, aber das funktioniert nicht bei der Bewältigung einer Angsterkrankung. Weil du dich selbst nicht verstehen kannst, wenn du in deiner Angst gefangen bist.

Du kannst Bücher über die Metakognitive Therapie lesen, die Theorie, die Methode und die Begriffe verstehen und sie anderen erklären. Du kannst dich sogar zum metakognitiven Therapeuten ausbilden lassen. Das bedeutet aber nicht, dass du die tiefe Erkenntnis erworben hast, die es dir ermöglicht, deine metakognitiven Überzeugungen und deine CAS-Strategien aufzugeben.

Das bedeutet lediglich, dass du deinem Wissenskontingent neues Wissen hinzugefügt hast. Unter Umständen Wissen, dessen Wahrheitsgehalt du vollumfänglich anerkennst, das du aber nicht einsetzen kannst, um deine Angst loszuwerden.

Zu Beginn einer Therapie erlebe ich es oft, dass meine Patienten die metakognitive Methode verstehen wollen und dazu ihre CAS-Strategien anwenden. Während sie dies tun, durchdringen sie vielleicht die Theorie der Methode, lernen aber nicht, sie anzuwenden. Im Gegenteil. Sie überdenken und schaffen sich neue Probleme.

Am Ende reflektieren und analysieren sie nicht nur ihre Triggergedanken, sondern auch die metakognitive Methode. Eine harte Nuss, die da geknackt werden will.

Die Erkenntnis, dass wir weder die Sklaven unserer Gedanken und Gefühle sind noch unter einem Trauma vergangener Lebenskrisen leiden, bricht fundamental mit unserer bisherigen Sichtweise.

Und diese Erkenntnis müssen wir *erleben*. Wir können uns da nicht mithilfe unserer Gedanken *hineindenken*, sie uns nicht *erdenken*.

Stell dir vor, dass du die Welt bisher als zweidimensional erlebt hast. Obwohl alle um dich herum behaupten, die Welt sei dreidimensional, verstehst du es erst wirklich, wenn du es selbst erfahren hast. Erst dann bist du von dem Wahrheitsgehalt der Aussage überzeugt.

Dasselbe gilt für die Behauptung des selbstregulierenden Geistes, der nur in Ruhe gelassen werden muss, um seine Wirkung zu entfalten. Du musst es erleben, dass deine Psyche nie defekt war und du ihr nur – aus Unwissenheit – nie die Möglichkeit gegeben hast, sich selbst zu regulieren.

Wenn wir die Wirklichkeit plötzlich mit neuen Augen sehen, haben wir die Grenze unseres bisherigen Erkenntnishorizonts überschritten.

In der traditionellen Psychotherapie überschreitet man diese Grenzen nicht. Man sucht in der Vergangenheit eine Erklärung für die Angst und plant, wie man zukünftig mit solchen Herausforderungen umgehen kann: *Ich hatte damals große Prüfungsangst, aber jetzt weiß ich für die Zukunft, dass ich nicht so übertriebene Ansprüche an mich stellen muss.*

Dasselbe gilt auch für die klassische kognitive Verhaltenstherapie, in der man Katastrophengedanken in realistischere Gedanken umformuliert: *Ich habe eine Riesenangst, aber hey, es gibt keine Beweise dafür, dass Angst gefährlich ist.*

Es ist nicht von der Hand zu weisen, dass man durch Analyse zu Erkenntnissen gelangt. Denn natürlich müssen wir uns nicht dauernd selbst übertreffen und es ist Quatsch zu glauben, etwas sei gefährlich, wenn es das nicht ist. Aber das führt nicht zu Erkenntnissen, die dir dabei helfen, die Angst zu reduzieren. Denn deine Gedanken werden nie begreifen, wie es ist, die Gedanken in Ruhe zu lassen.

Das kannst nur *du* selbst erleben. Allerdings erst, wenn du aufhörst, dem Verständnis mit deinem Verstand hinterherzujagen.

CAS kommt und geht

Es mag auf den ersten Blick schwer verständlich sein, dass wir die Angst *nicht* in die therapeutische Mangel nehmen müssen. Wir sind so darauf fixiert, uns mit unseren Gedanken zu identifizieren, dass wir immer wieder versuchen, Dinge mithilfe unserer Gedanken zu verstehen, die unsere Gedanken gar nicht begreifen können.

Wenn wir sie aber in Ruhe lassen, erleben wir, wie sich das Gedankenchaos auflöst. Und dann sind nur noch wir da. Wir lösen uns nicht auf, nur weil das Gedankenchaos verschwindet. Ich hoffe, du hast diese Erfahrung im Laufe des Programms machen können.

Ganz gleich, ob du diese Erfahrung gemacht hast oder nicht, bleib dran und lass deine Triggergedanken in Ruhe. Reagiere mit losgelöster Achtsamkeit auf sie. Und du wirst sehen: Auf einmal spürst du es. Du spürst, dass du einfach du bist, dass du bestimmst, ob du dich in das Gedankenchaos begibst oder nicht.

Wir müssen uns nämlich nicht besonders anstrengen, um zur Ruhe zu kommen. Im Gegenteil.

Die Ruhe war und ist die ganze Zeit da, nur nicht in unseren Gedanken. *Du* hattest keine Angst, deine CAS-Strategien haben dir mit ihrem Gedankenchaos Angst gemacht.

Einige Psychologen bezeichnen die Metakognitive Therapie als *emotional bypassing*, um das Schwere und die »wirklichen« Probleme zu umgehen, die wir mit Angst assoziieren – die hässliche Scheidung, das Mobbing am Arbeitsplatz oder Kindheitstraumata.

Die Metakognitive Therapie leugnet keineswegs, dass uns *wirkliche* Probleme unruhig und ängstlich machen können. Aber Angst ist etwas anderes. Sie macht es unmöglich, unsere Aufmerksamkeit auf etwas anderes zu richten, und sorgt dafür, dass unsere Gedanken die ganze Zeit um eine Sache kreisen. Eine Angsterkrankung bedeutet, dass unser Leben von den CAS-Strategien gesteuert und gedeutet wird.

Zum Glück können wir die CAS-Strategien entfernen und von dem Problem trennen. Dann haben wir nur noch das Problem. Und Probleme sind keine psychische Erkrankung. Wir alle haben Probleme und ohne Angst können wir ihnen viel besser begegnen.

Aber ich kann die Skepsis meiner Kollegen und Kolleginnen sehr gut verstehen. Wir wurden ausgebildet, um die hintersten Winkel unserer Psyche zu erforschen und mit den Patienten über ihre düsteren Gedanken zu sprechen. Etwas flapsig könnte man sagen, dass wir darauf trainiert wurden, mit ihnen zusammen zu grübeln.

Ich bin davon überzeugt, dass alle Therapeutinnen und Therapeuten die besten Intentionen haben. Ich bin ebenfalls davon überzeugt, dass wir alle mit der tiefen Hoffnung Hilfe suchen, dass jemand oder etwas unser Leben ändern könnte.

Hilfe anzubieten und um Hilfe zu bitten, erfordert Kraft und Mut, und wir dürfen niemals damit aufhören. Aber wenn es darum geht, die Angst loszuwerden, brauchen wir kein zusätzliches Gedankenmanagement. Lass mich das an meinem eigenen Beispiel erläutern.

Vielleicht erinnerst du dich daran, in welcher Lebenssituation ich mich befand, als ich unter massiven Stress- und Angstsymptomen litt: Ich stand kurz vor der Scheidung. Zwar ging es mir nach den ersten metakognitiven Sitzungen deutlich besser, aber Sorgen machte ich mir nach wie vor. Zum Beispiel wusste ich nicht, wo ich in Zukunft wohnen sollte, und auch meine finanzielle Lage war alles andere als rosig.

Dann kam der erste Rückfall. Obwohl ich genau wusste, dass ich mir keine Sorgen machen sollte, tat ich es und entwickelte Angstsymptome. Daraus entstanden Triggergedanken, ob ich jemals in der Lage sein würde, diese Methode anzuwenden.

Zu diesem Zeitpunkt nahm ich an einem Forschungsprojekt teil, um die Effekte der Therapieform in Gruppensitzungen zu untersuchen. Drei von unserem Projekt reisten von Dänemark regelmäßig nach Manchester, um dort vom Entwickler der Metakognitiven Therapie Adrian Wells Supervisionen zu erhalten.

Ich war stolz, fand es aber superpeinlich, dass ich mit meinen Sorgen zu kämpfen hatte, obwohl ich für den Mr. No Worry höchstpersönlich arbeitete. Ich wusste schließlich, was zu tun war. Zumindest theoretisch, denn offensichtlich konnte ich das im Moment nicht umsetzen. Auf der anderen Seite war ich an der Quelle, wer würde mir besser helfen können als Adrian?

Im Team kursierten Gerüchte, dass man – wenn man zufällig bei einem Abendessen neben Adrian Wells saß – in den Genuss einer Spontanheilung kommen könnte. *Das wäre genau das Richtige für mich*, dachte ich.

Bei der erstbesten Gelegenheit ließ ich meinen Sorgen in der Hoffnung freien Lauf, dass Adrian diese Einladung annehmen und mich »heilen« würde. Er hörte mir höflich zu, aber kaum hatte ich mit dem Lamentieren über meine persönlichen Qualen aufgehört, wechselte er das Thema.

In einer Mittagspause rannte ich Adrian an einem Buffet hinterher, um nochmals mein Herz bei ihm auszuschütten. Erneut hörte er mir höflich zu, dann sagte er: *Es klingt, als hättest du gerade viele permanente Stressfaktoren in deinem Leben. Es ist wichtig, dass du dich von deinem Stress nicht stressen lässt.*

Ja, vielen Dank, dachte ich, das weiß ich verdammt noch mal selbst. Aber wie stelle ich das an? Ich weiß nicht mehr, was ich erwidert habe, aber seine Antwort werde ich nie vergessen: »No, Sisse, you can only help yourself!« *Du kannst dir nur selbst helfen!*

Abgewiesen und mit einem Kopf voller Triggergedanken, setzte ich meine Arbeit im Forschungsprojekt fort. Jetzt machte ich mir nicht nur Sorgen um meine zukünftige Bleibe und meine Finanzen, sondern auch noch darüber, was Adrian wohl von mir hielt.

Obwohl es mir ganz offensichtlich nicht gut ging, verschonte mich Adrian bei den Supervisionen kein bisschen. Für meine Sorgen hatte er sich kaum interessiert, umso interessierter war er aber daran, wie ich mit der Angst meiner Patienten umging, und ich hatte vier Stunden intensive Gruppensupervision.

In den ersten Minuten war mit mir kein Blumentopf zu gewinnen, aber irgendwann gelang es mir, mein Ego beiseitezulegen, in die Wirklichkeit zurückzukehren und mich aus vollem Herzen zu engagieren. Ich wollte unbedingt seine Anerkennung gewinnen.

Zurück in Dänemark erzählte ich meinen Freunden und der Familie davon und sie fanden fast unisono, dass Adrian Wells' Verhalten doch ziemlich unmenschlich und wenig empathisch gewesen sei. Viele schlugen mir vor, ob ich das Projekt nicht eine Zeitlang pausieren wolle, bis ich wieder alles im Griff hätte.

Der Gedanke war verführerisch, aber ich hatte mich schon längst entschieden. Meine Arbeit war genau genommen das Einzige, was gerade gut lief. Wenn ich das aufgeben würde, um den unangenehmen Gedanken und Gefühlen auszuweichen, würden meine Probleme mit Wohnung und Finanzen noch viel größer werden.

Außerdem hatte ich während meines Aufenthalts in Manchester festgestellt, dass die Kontrolle über meine Aufmerksamkeit unabhängig von meinen Gefühlen war. Ich konnte mich auf die Supervision einlassen, *obwohl ich voller Angst war*. Die Erkenntnis und Gewissheit, dass meine Gefühle nicht meine Fähigkeit, mein Ziel weiter zu verfolgen, beeinträchtigten, gaben mir neuen Antrieb.

Knacke den metakognitiven Code

Ich setzte also meine Ausbildung, meine Arbeit und mein Forschungsprojekt fort, mit einem Kopf voller Triggergedanken, die ich nach wie vor nicht unter Kontrolle hatte. Ich wusste genau, dass das Grübeln nicht der richtige Weg war, aber ich hatte keine Ahnung, wie ich es sein lassen sollte.

Manchmal wurden die Sorgen so übermächtig, dass ich mich in meiner Angst verlor. Dann wieder hatte ich so viel um die Ohren, dass ich vergaß darüber nachzudenken, wie ich diesen metakognitiven Code knacken sollte. Immer dann stellte sich eine tiefe Ruhe ein. Ganz von allein.

Ich begriff, dass mein Wunsch, noch mehr Wissen anzuhäufen, ein Flaschenhals war, durch den ich nicht hindurchkam. Meine Erfahrungen hatten nämlich gezeigt, dass ich weder besondere Techniken noch Werkzeuge benötigte – und mich auch nicht mit etwas »Großem« ablenken musste –, um nicht in meinem Kopf festzustecken. Ich musste nur anwesend sein.

Ich war ganz präsent, aber sobald ich mir darüber Gedanken machte, verschwand das Gefühl sofort. Meine Gedanken darüber waren nämlich das diametral Entgegengesetzte von hellwach und ganz bei mir.

Immer und immer wieder versuchte ich, mich dem Leben außerhalb meines Kopfes hinzugeben, ohne den Mechanismus verstehen zu wollen. Manchmal gelang es mir, manchmal nicht. Wenn es mir nicht gelang, versuchte ich, es nicht zu problematisieren.

Am Anfang fiel mir das am leichtesten, wenn ich mit etwas anderem beschäftigt war. Im Laufe der Zeit entdeckte ich, dass ich meine Gedanken auch loslassen konnte, wenn ich meine Aufmerksamkeit nicht auf etwas anderes gerichtet hatte.

Einige Jahre später traf ich Adrian Wells wieder. Die MCT-Ausbildung war auch in Dänemark etabliert worden und ich war als Supervisorin eingeteilt. Ich erzählte ihm von meiner großen Verzweiflung, mit der er mich alleingelassen hatte, weil er mir seine Hilfe verweigert hatte.

»*Oh, good*«, sagte er. »*Was für ein Glück, das wir nicht weiter darüber geredet haben. Sonst hättest du immer angenommen, dass ich dir dabei geholfen habe. Aber ich kann deine Sorgen weder aufhalten noch stoppen, das kannst nur du allein.*«

Deine Geheimwaffe

Und die Moral von der Geschicht? Das Verstehenkönnen hat eine Grenze.

Alle deine Fragen entstammen deinem Geist, der niemals Frieden findet. Aber *du* kannst deinen Frieden finden, indem du nicht mehr auf alle Fragen reagierst.

Es gibt *niemanden*, der es dir abnehmen kann, deine Angst loszuwerden. Du wirst niemals die eine Information, den einen Menschen oder die eine Tablette finden, die deine Angst für immer auflöst. Du musst selbst den Weg antreten und die anstrengende Transformation durchmachen!

Als Gegenleistung wirst du eine nie dagewesene Freiheit erfahren, weil du in der Lage bist, mit deinen Gedanken, Gefühlen und Problemen umzugehen, ohne mit Angst zu reagieren.

Ich habe im Buch die ganze Zeit betont, dass du deine Angst *loslassen* sollst. Das widerspricht der gängigen Auffassung, dass Stress und Angst – obwohl sie individuell empfunden werden – als kollektives Problem gelöst werden müssen.

Das ist ein schöner Gedanke, dass die Gesellschaft eine Verantwortung für das Ausmaß von Stress und Angst trägt. Ich bin gar nicht anderer Meinung. Aber wenn Stress und Angst kollektiv gelöst werden sollen, mithilfe von gesellschaftlichen Reformen und politischen Entscheidungen, dann wirst du ein Opfer der Umstände. Du riskierst, ewig auf Hilfe zu warten, damit es dir eines Tages besser geht. Im schlimmsten Fall passiert es nie.

Dass du dich um deine eigene Angelegenheit kümmerst, bedeutet nicht automatisch, dass du keine kritische Haltung zur Gesellschaft einnehmen kannst. Aber das wird dir besser gelingen und mehr bringen, wenn du genug Energie und Überschuss dafür hast.

Heißt das im Umkehrschluss, dass es deine eigene Schuld ist, dass du eine Angsterkrankung hast?

Gewissermaßen schon, ja. Weil du es bist, die/der sich die Sorgen macht. Aber auch nein, weil du es nicht mit Absicht machst. Im Gegenteil. Du tust es, weil du *glaubst*, dass es dir hilft. Oder weil du *glaubst*, dass du keine andere Wahl hast.

Wir haben gesehen, dass es viele Kräfte gibt, die unsere persönlichen metakognitiven Überzeugungen fördern. Deshalb sind Angststörungen ein zunehmendes Problem unserer Gesellschaft geworden. Und nicht nur Erwachsene leiden darunter, auch immer mehr Kinder und Jugendliche.

Glücklicherweise haben wir alle eine Geheimwaffe, ein Gegengift gegen Stress und Angst. Deine Kontrolle über deine Denkmuster und deine Aufmerksamkeit. Diese Geheimwaffe schützt dich nicht vor unangenehmen Gedanken und Gefühlen, aber du verhinderst, dass sie dich unnötig quälen.

Ich will damit schließen, womit ich angefangen habe. Mit meiner eigenen Geschichte. Zwar ging es mir bald besser, aber meine Ehe war nicht mehr zu retten. Und es war mir auch bald sonnenklar, dass ich nicht wieder an meinen alten Arbeitsplatz zurückkehren würde.

Es folgte eine etwas schwierige Phase, aber ich habe dabei gelernt, dass man Probleme haben kann, *ohne* in Angst zu versinken. Dadurch hatte ich Zugriff zu neuen Ressourcen, mit denen ich mir ein neues, besseres Leben aufbauen konnte.

Ich hoffe, dass es dir genauso gehen wird. Ich hoffe, dass du lernst, deine Gedanken in Ruhe zu lassen und deine metakognitiven Überzeugungen auf die Probe zu stellen. Dann wirst du entdecken, was für eine Macht du eigentlich über deine Angst hast. Diese Macht ist viel größer, als du es dir jemals vorstellen konntest – mach dir das immer wieder klar.

LITERATUR

Andersen, Niels Åkerstrøm & Pors, Justine Grønbæk (2017): On the history of the form of administrative decisions: how decisions begin to desire uncertainty, *Management & Organizational History*, DOI: 10.1080/17449359.2017.1324800

Andersen, N. Åkerstrøm & Born, A. (2001): *Kærlighed og omstilling: Italesættelsen af den offentligt ansatte.* Nyt fra Samfundsvidenskaberne.

Bastian, P. (2011): *Mesterlære – en livsfortælling.* Vartov.

Callesen, P., Capobianco, L., Juul, C., Find Nielsen, S. & Wells, A. (2019): A Preliminary Evaluation of Transdiagnostic Group Metacognitive Therapy in a Mixed Psychological Disorder Sample. *Frontiers in Psychology*, 10, 1341.

Csikszentmihalyi, Mihaly (2018): *Flow: Das Geheimnis des Glücks.* Klett-Cotta.

Goldin, Philippe (2011): *Meditation, Anxiety, and the brain, How to Think Like a Psychologist.* Stanford Continuing Studies Program. Itunes.apple.com

Hansen, Jakob & Henriksen, Kristoffer. (2016): *Præstér under pres – guide til mental styrke i sport, kunst og erhvervsliv.* Dansk psykologisk Forlag.

Hansen, J., Henrikson, K., Larsen, C. H. (2019): *Mindfulness and Acceptance in Sport – How to Help Athletes Perform and Thrive under Pressure.* Routledge.

Hein, Helle Hedegaard (2013): Primadonnaledelse – når arbejdet er et kald. Gyldendal Business.

La Cour, Anders & Andersen, Niels Aakerstroem (2016): Metagovernance as Strategic Supervision, *Public Performance &*

Management Review, 39:4, 905–925, DOI: 10.1080/15309576.2016.1180305

McGonigal, K. (2018): *Glücksfaktor Stress: Warum Stress uns erfolgreich und gesund macht*. Trias.

McGonigal, K. (2012): *Bergauf mit Rückenwind: Willenskraft effizient einsetzen*. Goldmann Verlag.

Patmore, Angela (2010): *Challenging Depression and Despair – A Medication-Free, Self-Help Programme That Will Change Your Life*. Little, Brown Book Group.

Patmore, A. (2014): *The Truth about Stress*. Atlantic Books Ltd.

Tolle, Eckhart (2010): *Jetzt! Die Kraft der Gegenwart*. Kamphausen Media GmbH.

Wegner, D. M. (1994): *White Bears and Other Unwanted Thoughts: Suppression, Obsession, and the Psychology of Mental Control*. Guilford Publications. The Guilford Press: NY, New York.

Wegner, D. M. (2010): The Art and Science of Thought Suppression. The 8th annual ACBS World Conference. https://www.youtube.com/watch?v=7d9c0jeXjSk&feature=youtu.be&t=21m3s

Wells, A. (2011): *Metakognitive Therapie bei Angststörungen und Depression*. Beltz Verlag.

Wells, A., Matthews, G. (1996): Modelling cognition in emotional disorder: The S-REF model. *Behaviour research and therapy*, 34(11–12), 881–888.

HINWEISE ZUM ONLINEMATERIAL

Auf www.beltz.de findest du Onlinematerial zum Buch. Du kannst dir dort die Audiodateien anhören und den Vertrag sowie deinen »Bereitschaftsplan« herunterladen und ausdrucken. Du kommst zu den Materialien, indem du auf die Seite des Buches gehst, den Link zu den Materialien anklickst und folgendes Passwort eingibst: %FreuDe68 (Groß- und Kleinschreibung beachten).